カラー写真で学ぶ
四肢関節の触診法

竹内義享・大橋 淳・上村英記 著

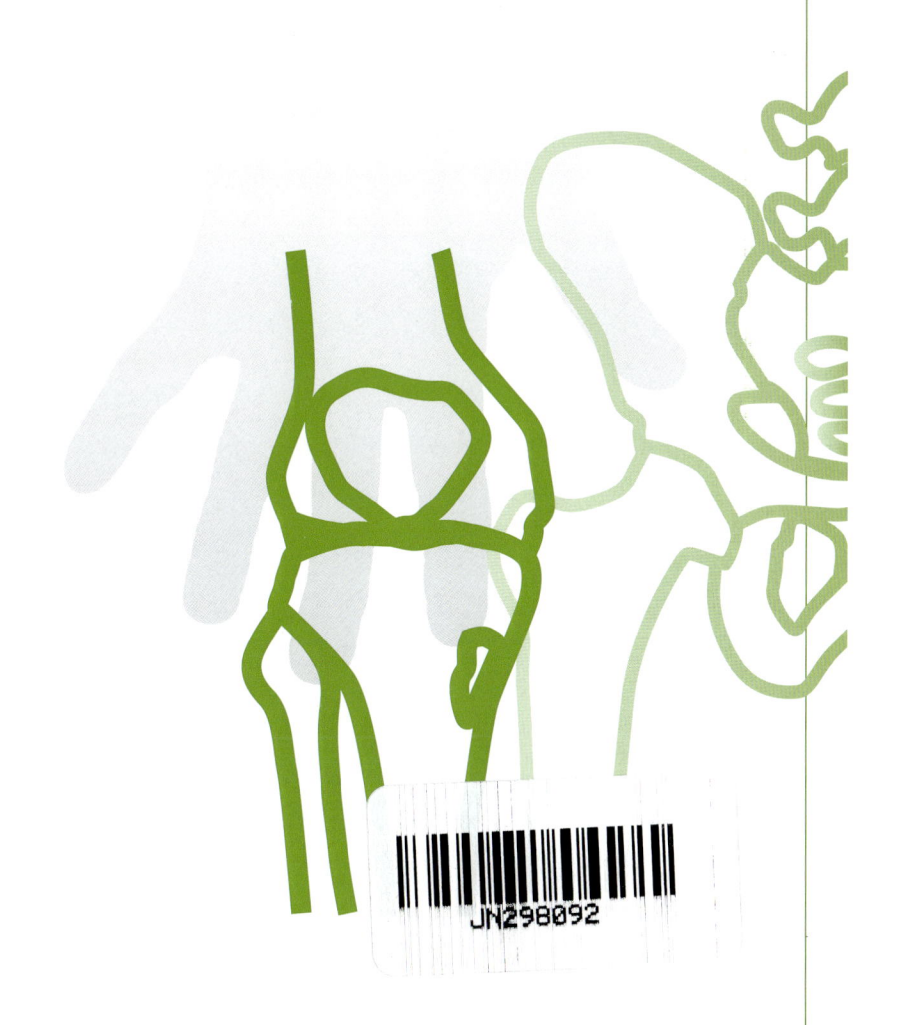

医歯薬出版株式会社

This book was originally published in Japanese
under the title of :
KARA SHASHIN de MANABU SHISHIKANSETSU no SHOKUSHINHOU
(Palpation of the Limbs Study with the Color Photo)

TAKEUCHI, Yoshitaka
    Former Professor, Meiji University of Integrative Medicine
OHASHI, Jyun
    Takarazuka University of Medical and Health Care
KAMIMURA, Hideki
    Takarazuka University of Medical and Health Care
© 2007 1st ed.

ISHIYAKU PUBLISHERS, INC
  7-10, Honkomagome 1 chome, Bunkyo-ku,
  Tokyo 113-8612, Japan

序

　臨床に従事する初心者はもちろんのこと，熟練した臨床家にあっても，問診，視診を含めた触診による評価を十分に行うことは診断学の根幹をなすものであり，きわめて重要な意味を持つといえます．とくに整形外科領域では，これらの評価を行うことで約90％は診断可能とさえ言われております．

　一方，このような評価がこれだけ重要な意味を持つにもかかわらず，関連職種の教育においては必ずしも十分な学習が行われているとはいえません．卒業した後に個々人が臨床経験から獲得する情報はきわめて微々たるものであり，基礎から臨床まで，より効率的に学べる本がつくれないものかと考えておりました．

　今回，機能解剖学に基づく四肢関節の基本的な触診法を豊富な図と写真（外観，骨模型，X線写真など）を用いて示すとともに，日頃からよく目にする運動器疾患を触診との関連から分かりやすく説明することを目的に，本書『カラー写真で学ぶ　四肢関節の触診法』の著作をすすめました．

　表在解剖と運動器疾患の両者を同時に理解できるように工夫したのが本書の大きな特徴といえます．臨床に携わる皆さんの座右の書となれば幸です．

　最後に，本書の著作にあたって多くのX線写真の提供を頂いた信原病院の信原克哉院長，米田医院の米田敬先生，山本啓司先生，さらに出版にあたってご指導賜りました医歯薬出版の竹内大様にこの場をお借りしまして心より深謝いたします．

明治鍼灸大学保健医療学部

竹 内 義 享

目次

序章　総論／四肢関節の触診法

1．意　義 ……………………………………………………………………… 1
2．触診の基礎 ………………………………………………………………… 1
3．触診のコツ ………………………………………………………………… 2
4．外傷性疾患の触診 ………………………………………………………… 3
5．非外傷性疾患の触診 ……………………………………………………… 6
6．骨の形態に関する一般的な名称 ………………………………………… 6

第1章　肩関節・上腕部

1．鎖　骨 ……………………………………………………………………… 9
2．肩　峰 ……………………………………………………………………… 12
3．肩鎖関節 …………………………………………………………………… 14
4．胸鎖関節 …………………………………………………………………… 16
5．大結節 ……………………………………………………………………… 18
6．結節間溝 …………………………………………………………………… 22
7．小結節 ……………………………………………………………………… 24
8．肩峰と上腕骨の間隙 ……………………………………………………… 25
9．烏口突起 …………………………………………………………………… 27
10．肩甲骨内側縁 ……………………………………………………………… 29
11．肩甲骨上角 ………………………………………………………………… 31
12．肩甲骨下角 ………………………………………………………………… 33
13．棘上筋・棘下筋 …………………………………………………………… 35

第2章　肘関節・前腕部

1. 上腕骨外側上顆 …………………………………… 37
2. 上腕骨外顆縁 ……………………………………… 39
3. 上腕骨内側上顆 …………………………………… 42
4. 上腕骨内顆縁 ……………………………………… 44
5. 尺骨神経 …………………………………………… 45
6. ヒューター線・ヒューター三角 ………………… 47
7. 肘　　頭 …………………………………………… 50
8. 橈骨頭 ……………………………………………… 52

第3章　手関節・手部

1. 橈骨茎状突起 ……………………………………… 55
2. スナッフボックス（舟状骨）…………………… 57
3. 第1手根中手関節 ………………………………… 59
4. 大菱形骨 …………………………………………… 61
5. 尺骨茎状突起 ……………………………………… 62
6. 三角骨 ……………………………………………… 64
7. リスター結節 ……………………………………… 66
8. 有頭骨 ……………………………………………… 67
9. 月状骨 ……………………………………………… 68
10. 舟状骨結節 ………………………………………… 70
11. 豆状骨 ……………………………………………… 71
12. 有鉤骨鉤 …………………………………………… 73
13. 中手骨 ……………………………………………… 75
14. 指節骨 ……………………………………………… 77

第4章　股関節・股部

1. 腸骨稜 ……………………………………………… 81
2. 上前腸骨棘 ………………………………………… 83
3. 下前腸骨棘 ………………………………………… 85
4. 大腿骨頭 …………………………………………… 86

5．大転子 89
6．坐骨結節 91

第5章 膝関節・膝部

1．膝蓋骨 93
2．膝蓋靭帯（膝蓋腱） 96
3．膝蓋内側滑膜ヒダ 99
4．脛骨粗面 100
5．関節裂隙 102
6．鵞足部 104
7．脛骨内側縁 105
8．外側側副靭帯 107
9．内側側副靭帯 109
10．腸脛靭帯 112
11．腓骨小頭 113
12．下腿三頭筋 114

第6章 足関節・足部

1．外　　果 117
2．第5中足骨粗面 119
3．前距腓靭帯 121
4．足根洞 123
5．長・短腓骨筋腱 125
6．踵骨前方突起 127
7．内　　果 129
8．舟状骨結節 130
9．足背動脈 132
10．中足骨 133
11．アキレス腱 136
12．足底腱膜 138

参考文献 140
索　　引 141

クリニカルポイント

① 肩関節前方（烏口下）脱臼の外観 …………13
② SLAP（Superior Labrum Anterior Posterior）損傷 ……………21
③ 肩関節下方不安定性の確認方法 ………26
④ 涙のしずく徴候（tear drop sign）
　―前骨間神経麻痺― …………46
⑤ 下垂指変形 ……………49
⑥ 急性塑性変形 ……………49
⑦ フォーク状変形とスコップ様（鋤型）変形 ……………58
⑧ 橈骨遠位端部骨折に後遺した遠位橈尺関節背側脱臼 ……………65
⑨ ベネット骨折とリバース・ベネット骨折 …72
⑩ 右第5手根中手関節脱臼 ……………74
⑪ エクストラ・オクターブ骨折 ……………79
⑫ ガングリオン ……………79
⑬ 中手指節関節の背側でみられた指伸筋腱脱臼 ……………80
⑭ ヘルニア腫瘤の自然退縮例 …………92
⑮ 脂肪滴 ……………101
⑯ サギング（Sagging）徴候 ……………110
⑰ 関節リウマチによる破壊性脱臼 …………135

エキスパートへの道

① 触診時の配慮と技術 ……………5
② インピンジメント症候 ……………13
③ 腱板疎部 ……………21
④ 後方四角腔 ……………34
⑤ 腫脹著明時の内・外側上顆の触診法 ………38
⑥ フォルクマン拘縮 ……………49
⑦ 離断性骨軟骨炎 ……………54
⑧ 三角線維軟骨複合体損傷（TFCC） ………63
⑨ 手根管症候群 ……………69
⑩ 大腿三角（スカルパ三角） ……………88
⑪ ローザー・ネラトン線 ……………88
⑫ Q角（Qアングル） ……………98
⑬ 関節包と膝蓋下脂肪体 ……………98

序章 総論

四肢関節の触診法

■1. 意　義

　　触診は患者が訴える局所の異常，および視診によって変化のみられた骨や筋肉の性状を様々な触り方から客観的に判断することといえる．その結果，形態の変化のみならず，患者自身が気づかない運動器の障害を把握することも可能となる．特に，四肢の運動器疾患では特有の痛みや圧痛部位を有する場合が多く，圧痛部位を正確に知ることは日常の診断を行う上で有用な手段となり得る．

■2. 触診の基礎

1）体　位

(1) 患者（患部）ができるだけリラックスできる体位にする．
(2) 診察者は患者の体位，および触診手技に応じた体位を取る．

2）手指の使い方

(1) 一般的には示指・中指・環指末節部のいずれかの指腹を用いるが，母指を用いることもある．
(2) 対象とする組織の大きさにより指を使い分ける．
(3) 対象とする組織の深度に応じて圧迫の程度を調整する必要がある．

3）検索項目

(1) 問診（医療面接）および視診の結果を確認するために局所を丁寧に検索し，正確な情報を獲得する．
(2) 対象とする組織によって検索事項が少し異なる（表1）．

表1　四肢の触診における主な検索項目

骨・関節	筋・腱	硬結・腫瘤
形状（変形）	形　状	形　状
圧痛部位と強さ	圧痛部位と強さ	大きさ
介達痛	腫　脹	硬　さ
腫脹，関節液貯留	熱　感	可動性
熱　感	筋緊張	圧　痛
関節の可動性，動揺性	筋スパズム	周囲との癒着

— 1 —

■3. 触診のコツ

(1) 視診と同じように，左右の比較を行うこと
局所に生じている熱感や腫脹，変形の程度などは左右を比較しないと鑑別は困難であり，患側のみを診るべきではない．

(2) 健側を始めに確認すること
健側を確認し罹患部位の個体差を把握した後に患側の触診に移行することが望ましい．

(3) 患者が強く反応しそうな部位の検索は後回しにする
強い痛みの再現は疼痛性反射性筋緊張を惹起するため，患部の周囲から触診をはじめるほうが良い．

(4) 表層から深層へと確認していく
触診では，圧痛部位，圧痛の性状と強さなど，患部からの種々のサインを把握することができる．

まずは浅層から入り，次第に深層の状況をみる必要がある．

(5) 静的状態のみならず動的状態でも確認する
静的状態では触知できない筋肉や関節の性状を捉えるには，関節運動や筋収縮を加えることにより分かりやすくなる．

(6) 熱感の触知には手背部を用いる
手掌は汗ばんでいることが多いので，熱感の触知には手背部を用いる．

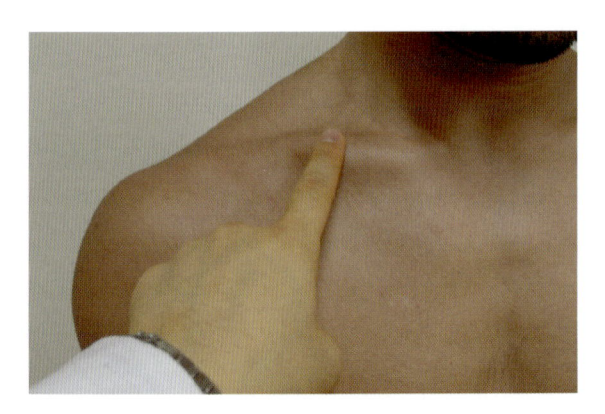

●骨の触診

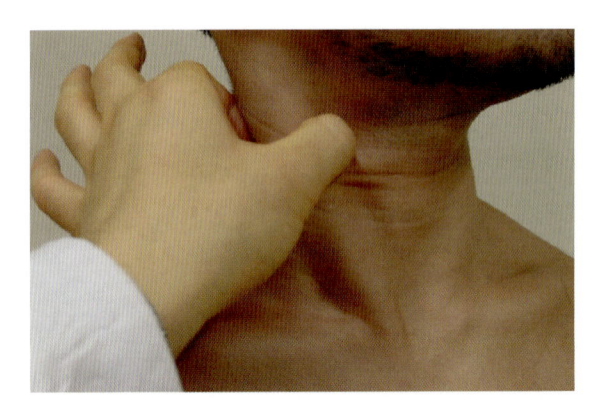

●筋の触診

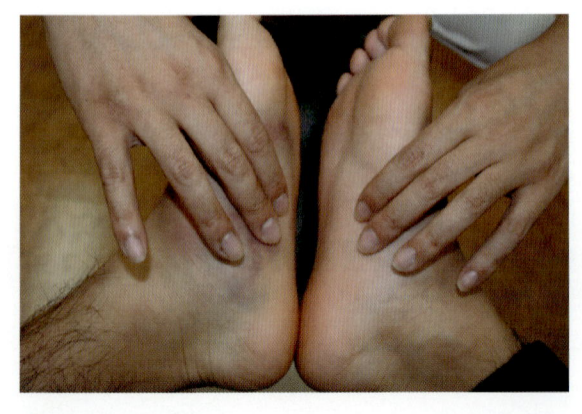

●健側との比較

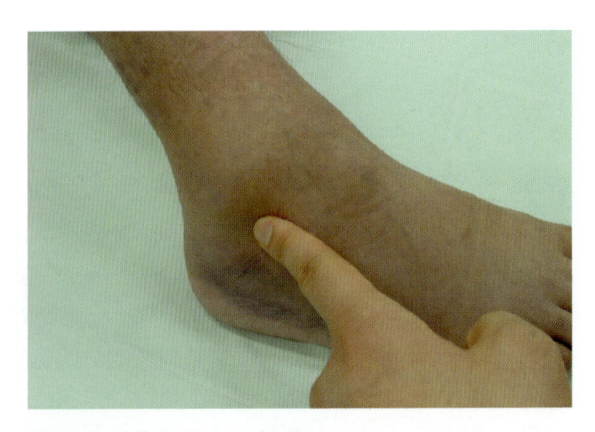

●圧痛部位と強さの触診

4. 外傷性疾患の触診

(1) 骨性部分に強い限局性圧痛（マルゲーヌ骨折痛）や介達痛を認めたら骨折を疑う

方法は，直接患部を刺激しないで離れた部位から刺激し，患部に疼痛が生じるかどうかを確認する．

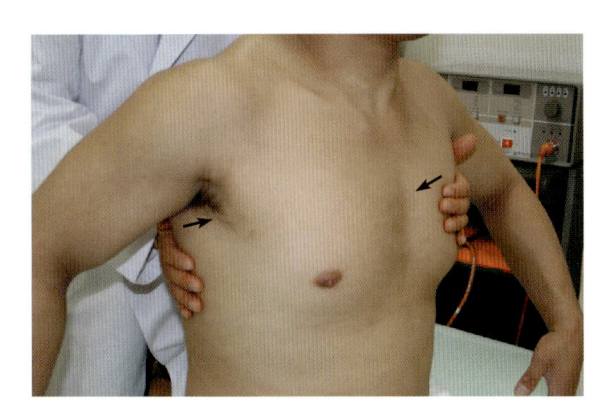

●肋骨骨折に対する圧迫痛の確認

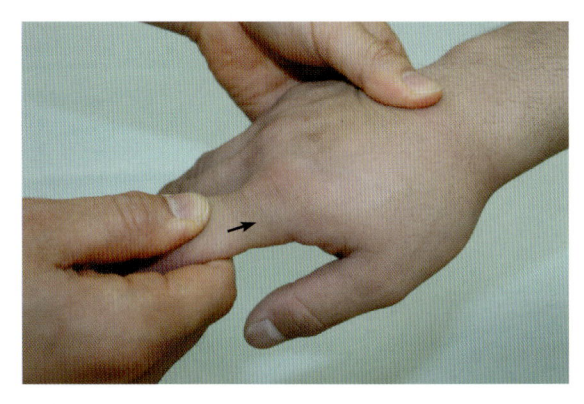

●指骨骨折に対する軸圧痛の確認

(2) 受傷後急速に腫脹が出現してきた場合は高度な損傷が多い

骨折の場合，骨髄性出血のために短時間で著明な腫脹が出現する．また，時間の経過に伴い腫脹は骨折部の遠位部にも出現する．脱臼の場合，関節包の断裂および靭帯損傷を合併することによって腫脹が出現するが，骨折ほど急速ではない．膝関節では膝蓋跳動により関節水腫・血腫を知ることができる．

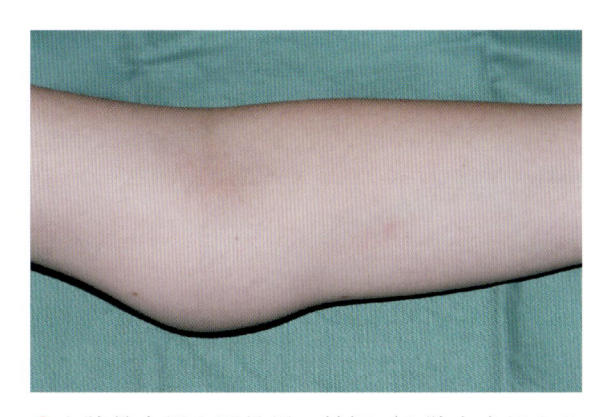

●上腕骨内側上顆骨折の外観（上肢を内側からみる）（受傷1時間後）

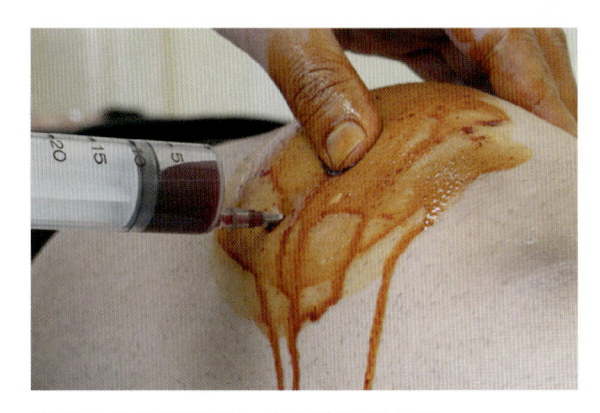

●前十字靭帯断裂に伴う膝関節血腫

(3) 骨折の固有症状を確認する

関節以外で，骨が動くのか（異常可動性），また，そのような場合に骨折端同士が触れ合う音を触知できるのか（軋音，あるいは捻髪音）を確認する．また，転位がある場合はその状態や程度（変形）をおおよそ把握しておく．

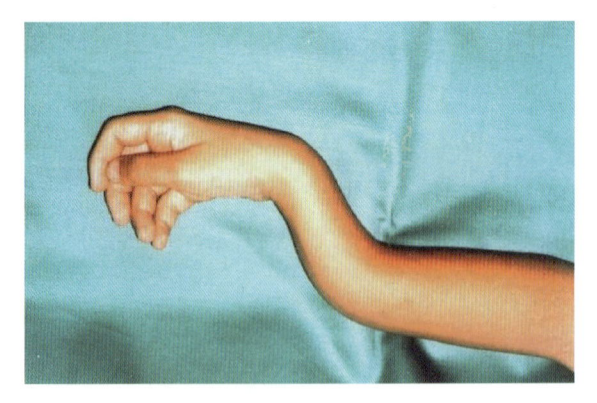

●前腕両骨骨幹部骨折の外観　　　　　　　　　●左症例の単純X線側面像

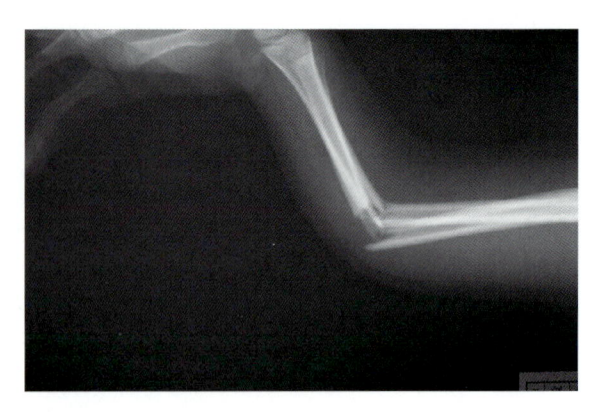

(4) 脱臼の固有症状を確認する

　変形している関節に対して他動的運動を行った場合，バネのように元の位置に戻る抵抗と，力を緩めると元の位置に戻る感じ（弾発性固定）を確認する．また，骨頭がどの方向でどの位置に脱転したかについても把握しておく（関節部の変形）．

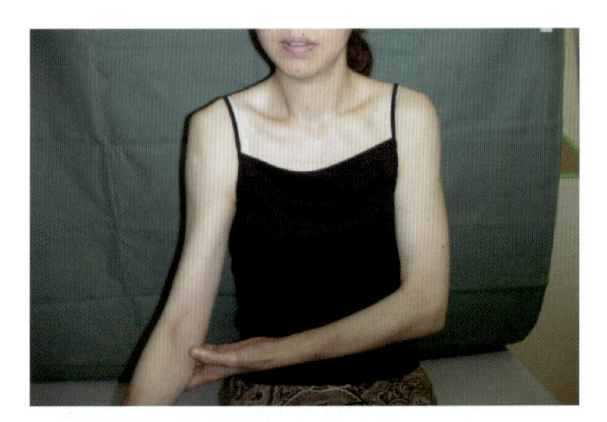

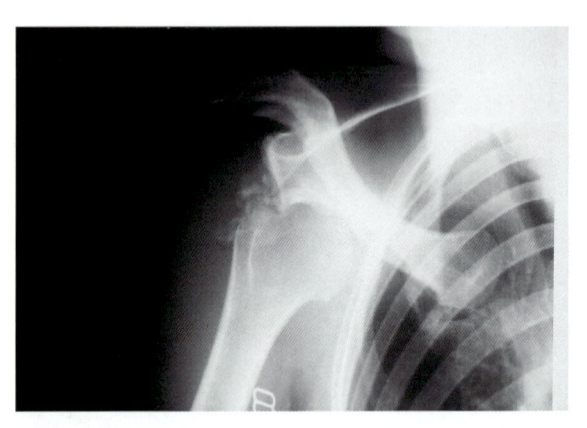

●肩関節脱臼骨折の外観　　　　　　　　　　　●左症例の単純X線前後像

(5) 筋・腱損傷では陥凹の有無を確認する

　筋・腱の性状を確認する場合，軽度の圧を加えながら筋・腱の走行に沿って触診を行うが，損傷程度が強いほど，圧痛や腫脹，皮下出血斑，断裂部位の陥凹が大きいといえる．また，筋断裂端は縮むため腫瘤として触知されることもある．完全断裂の場合，筋の収縮はみられない．

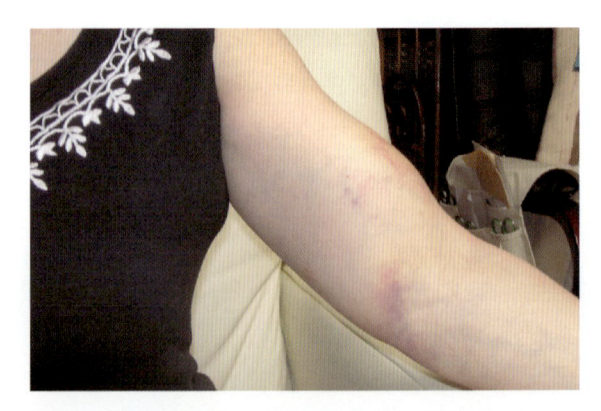

●上腕二頭筋長頭腱断裂の外観．筋収縮によって，筋腹は遠位に移動する．

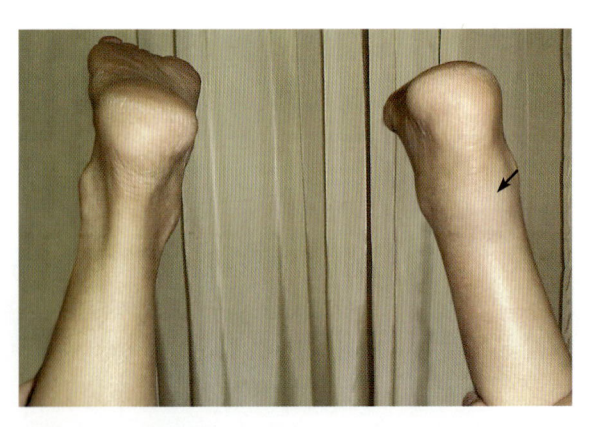

●アキレス腱断裂の外観（矢印：断裂部位）

序章総論

(6) 神経・血管損傷の有無を確認する

　四肢外傷に伴い合併することがあるので，初診時に注意深い観察が必要である．神経損傷では固有知覚領域における知覚鈍麻・消失や麻痺の確認を行う．一方，血管損傷では阻血症状（5P徴候），橈骨動脈や足背動脈の拍動の確認や指尖の爪床圧迫解除後の血行回復状態を確認することが重要である．

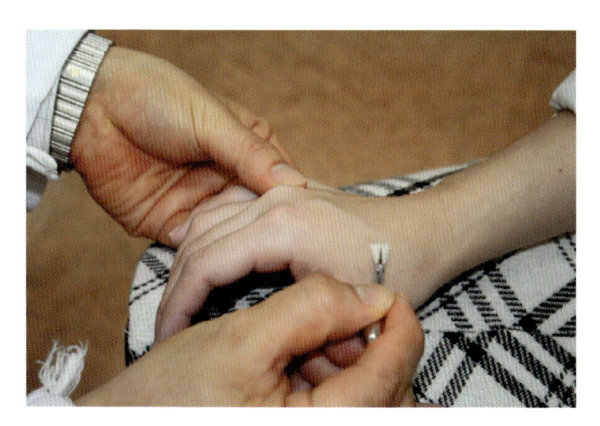

● 橈骨神経領域の知覚検査

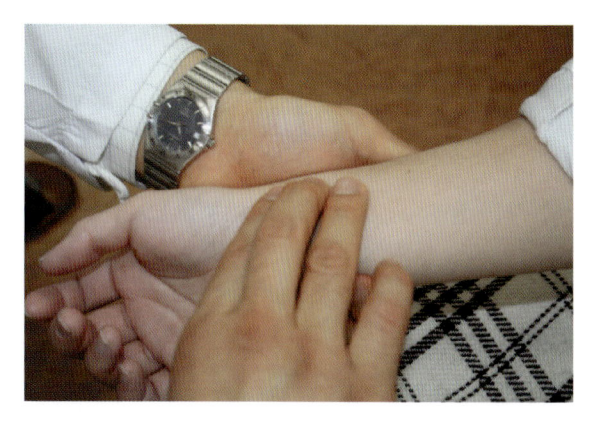

● 橈骨動脈の確認

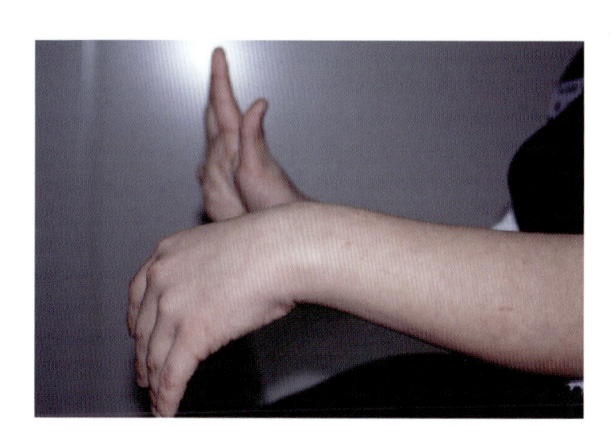

● 橈骨神経麻痺による下垂手変形

エキスパートへの道①　　触診時の配慮と技術

1. 手は清潔（爪の手入れ含む）に保ち，必要に応じて温める配慮が求められる．
2. 触覚はよく鍛錬することによって研ぎ澄まされていく．
3. 触診は慎重に，集中して行うことが必要である．

■5. 非外傷性疾患の触診

(1) **急性炎症性疾患**
　強い炎症所見がみられるので，皮膚の緊張や熱感，腫脹を確認する．
(2) **慢性炎症性疾患**
　皮膚の緊張や熱感，腫脹を確認する．急性炎症性疾患に比してさほど著明ではない．また，筋の緊張，筋スパズム，筋萎縮，関節水腫，変形の程度，関節拘縮あるいは関節強直などを確認する．
(3) **腫瘍性疾患**
　局在部位や圧痛，可動性，大きさ，硬さ，拍動などを確認する．
(4) **骨関節系統疾患**
　筋緊張の程度や関節可動性，関節動揺性などを確認する．

■6. 骨の形態に関する一般的な名称

1) 突出部に関する名称

(1) **突　起**：表面から突き出た部分．＜棘突起，橈骨茎状突起など＞
(2) **顆**：大きな突起．しかし，先端は鈍である．＜上腕骨内側上顆など＞
(3) **結　節**：周囲から比較的はっきりと区別された肥厚部．＜舟状骨結節など＞
(4) **隆　起**：小さな突出部．＜顆間隆起，後頭隆起など＞
(5) **粗　面**：周囲からわずかに隆起し，表面がザラザラ．＜橈骨粗面，尺骨粗面など＞
(6) **棘**：トゲのような鋭い突起．＜肩甲棘など＞
(7) **稜**：山の屋根のように長く連なった隆起部．＜腸骨稜など＞

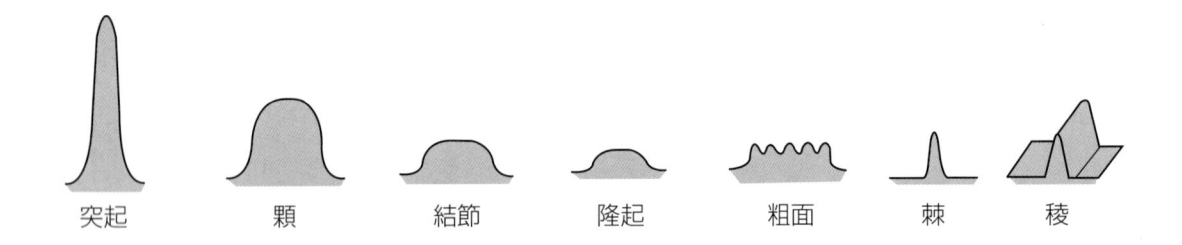

| 突起 | 顆 | 結節 | 隆起 | 粗面 | 棘 | 稜 |

2) 陥凹部に関する名称

(1) **窩**　：表面から陥没している部分．＜顆間窩など＞
(2) **切痕**：鋭い切れ込みの部分．＜肩甲切痕など＞
(3) **溝**　：細長い陥凹．＜結節間溝など＞
(4) **裂**　：裂け目のような狭い間隙．＜関節裂隙など＞

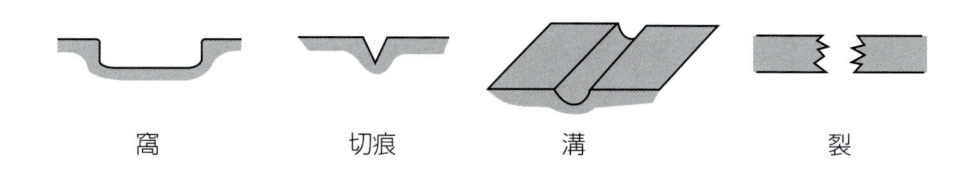

窩　　切痕　　溝　　裂

3) 穴に関する名称

(1) **孔**：小さな穴．＜栄養孔など＞
(2) **管**：孔が長くなったもの．＜肘部管など＞
(3) **洞**：広い空洞．＜足根洞など＞

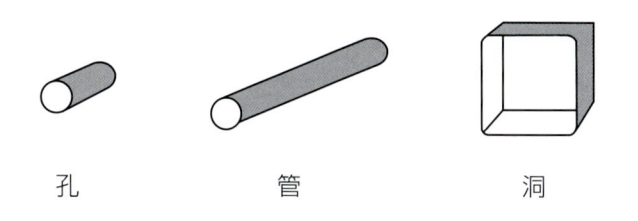

孔　　管　　洞

参考文献

1) 河上敬介, 磯貝　香, 小林邦彦：骨格筋の形と触擦法. 大峰閣, 2003, pp.11-15.
2) 内山　靖・編：標準理学療法学専門分野　理学療法評価学. 医学書院, 2003, pp.65-68.
3) 勝呂　徹, 窪田綾子：大腿, 膝関節の疾患, 外傷の診断における問診, 視診, 触診のコツ. *MB Orthop.*, 12(13)：43-47, 1999.

第1章 肩関節・上腕部

1. 鎖　骨

鎖骨を確認する

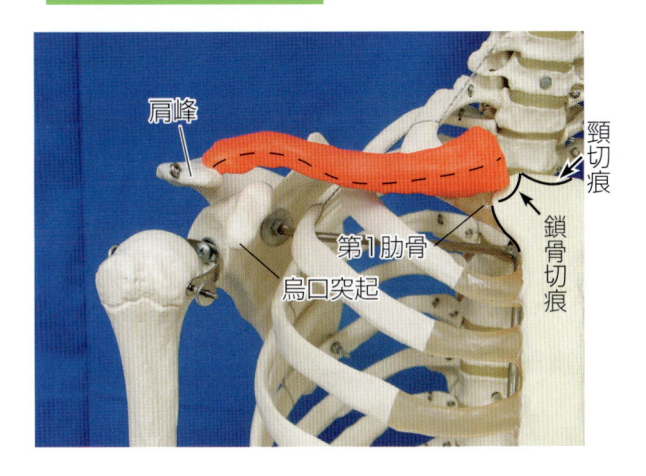

（肩峰，頸切痕，第1肋骨，烏口突起，鎖骨切痕）

- 正面からS字状をした鎖骨の外観を示す．

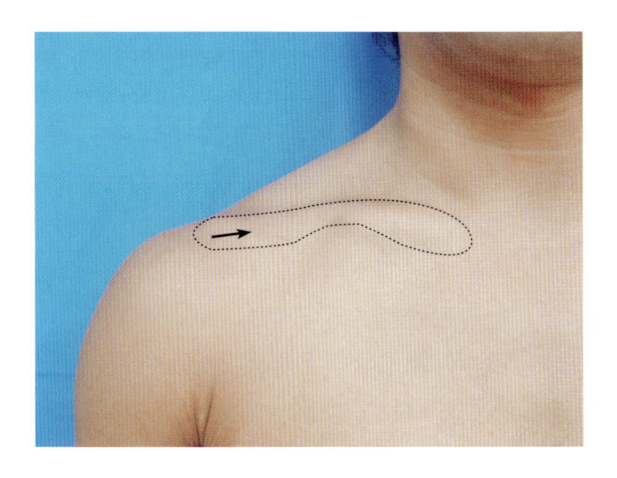

- 正面からみた鎖骨はわずかなカーブを呈する．触診は，被検者を坐位または背臥位とし，鎖骨外側端から内側，あるいは内側から外側へ指をすべらせて全長を確認する．

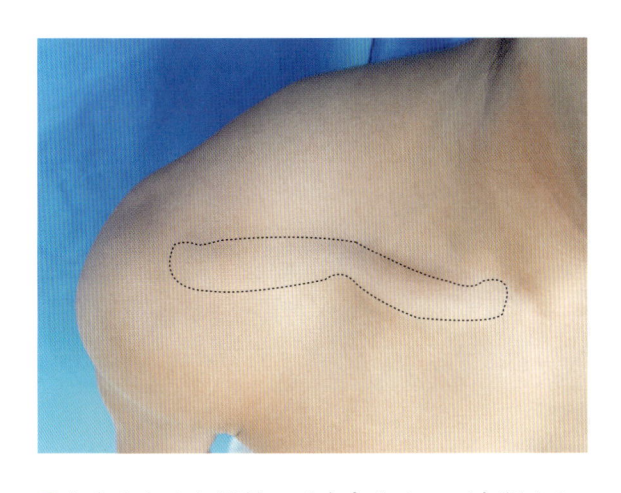

- 上方からみた鎖骨には大きなカーブを認める．彎曲は内側が前方に凸，外側は凹とS字状を呈しているのを確認する．

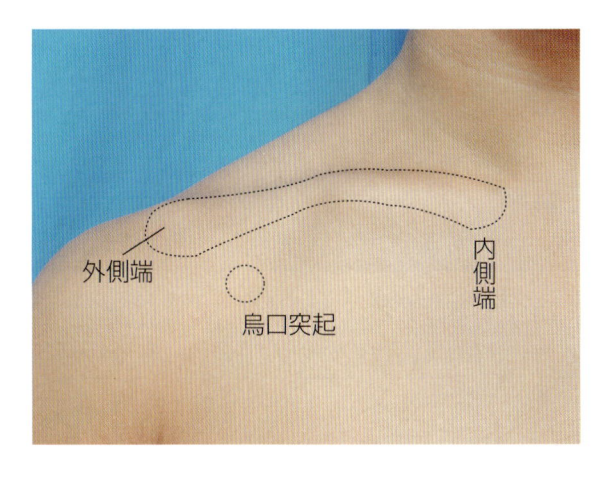

- 正面からみた前胸部で，烏口突起付近を境に外側1/3は扁平骨，内側2/3は長管骨となっており，その形状を異にする．
  内側・外側1/3の境界部は最も大きなカーブとなり，長管骨と扁平骨が形状を変える変換部位といえる．

1. 鎖骨

■ 鎖骨に関連する疾患

● 鎖骨骨折

1) 鎖骨骨折は幅広い年齢層に発生する．
2) 定型的骨折の部位は中・外1/3境界部であり，鎖骨骨折の約80％を占める[1,2]．
3) 定型的骨折では上方凸変形を呈し，肩幅は減少する（図1-1-A）．
4) 著明な腫脹により鎖骨全体の形状が不明瞭である（図1-1-B）．
5) 成人，高齢者では，第三骨片を有した骨折が比較的多い（図1-1-C）．
6) 異常可動性や軋音は比較的容易に触知できる．
7) 胸鎖乳突筋の緊張を和らげるよう患側に頭を傾け，さらに患部に重みが加わらないように健側の手で患側上肢を支える（図1-2）．
8) 整復は比較的容易であるが，整復後の固定が難しく，変形治癒の発生率が高い．
9) 鎖骨外側端骨折と肩鎖関節上方脱臼では同様の外観を呈するが，圧痛部位が明確に異なるので鑑別が可能である（図1-3）．

■ 左鎖骨骨折．76歳，女性　　　　（図1-1）

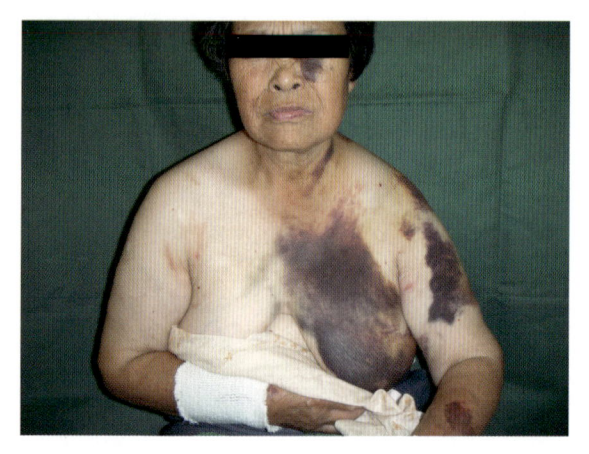

● A：上方凸変形，肩幅減少，広範な皮下出血斑を認める．腫脹のため視覚的に鎖骨の形状が不明瞭である．

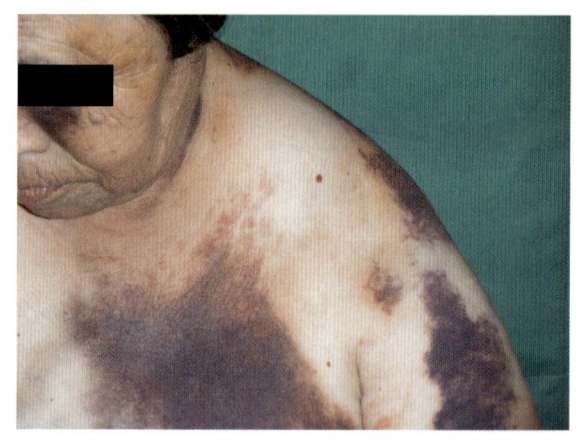

● B：鎖骨の観察は前方のみではなく多方向（上方から下方，側方，後方）から観察するとよい．

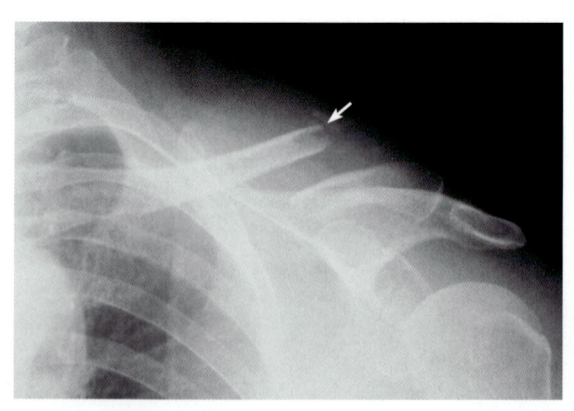

● C：高齢者では第三骨片を認めやすく（矢印），また高エネルギーによる損傷でもみられる．

第1章　肩関節・上腕部

■ 疼痛緩和肢位．14歳，男性　　　　　　　　　　　　　　　　　　　　　　　　（図1-2）

　胸鎖乳突筋を弛緩させるために頭部を患側に傾け，健側手で患側の上肢が下垂しないように保持する．また歩行時は，骨折部に振動を生じないようにすり足歩行となる．

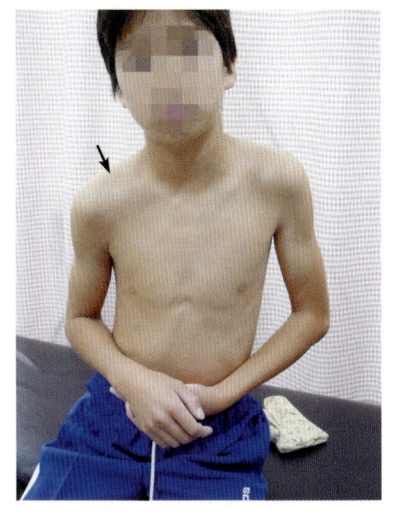

（向かって左側が患側である）

■ A：鎖骨外側端骨折　　■ B：肩鎖関節上方脱臼　　　　　　　　　　　　　　（図1-3）

　鎖骨外側端骨折と肩鎖関節上方脱臼の外観は類似するが，前者は鎖骨外側端が，後者は関節そのものが損傷部位となるため圧痛部位は明らかに異なり，判別は難しくない．

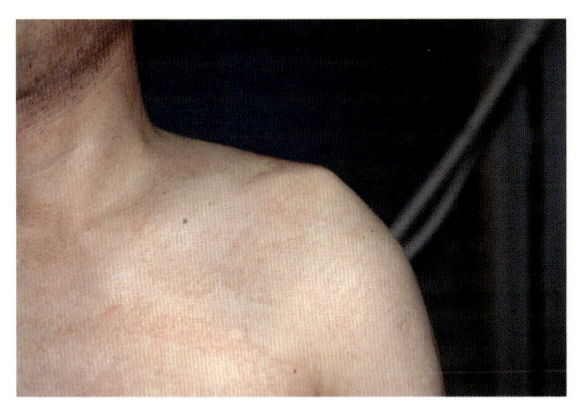

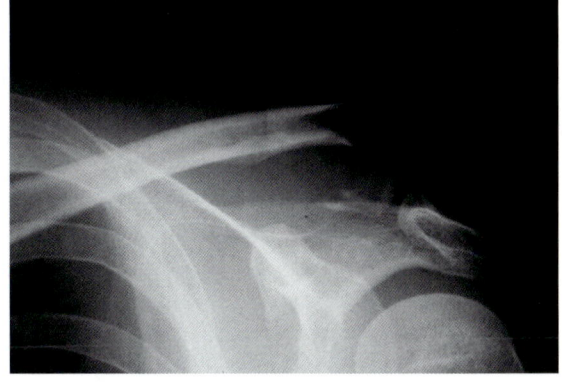

● A：鎖骨外側端骨折の外観とX線像を示す．患部にテント状の高度の変形を認めるため，烏口鎖骨靭帯損傷（ニアーの分類によるタイプⅡ型）が疑われる．

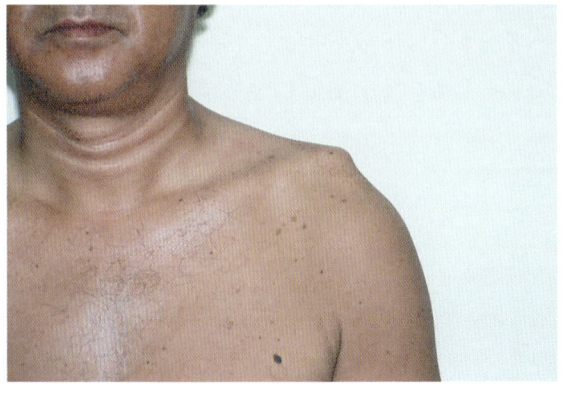

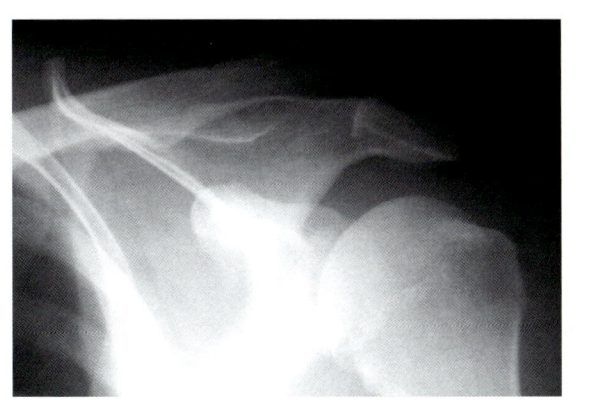

● B：肩鎖関節上方脱臼の外観とX線像を示す．患部が大きく上方に変形しており，肩鎖靭帯以外に烏口鎖骨靭帯損傷（ロックウッズの分類によるタイプⅢ型）が疑われる．

■ 第1章　肩関節・上腕部

2. 肩　峰

■ 肩峰を確認する

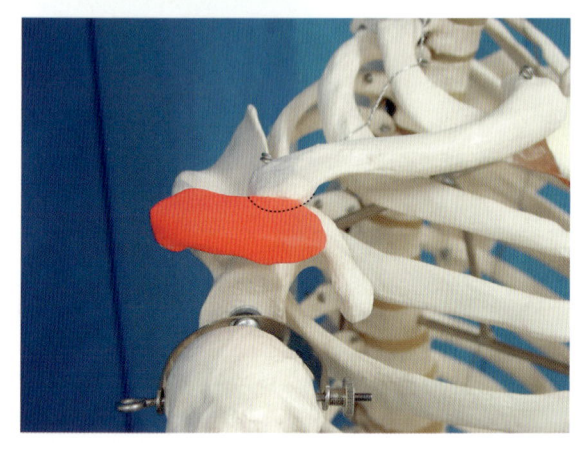

● 肩峰を外側からみる．鎖骨の外側端で肩峰に触れる．肩峰はそのまま肩甲棘となって後方にのびる．

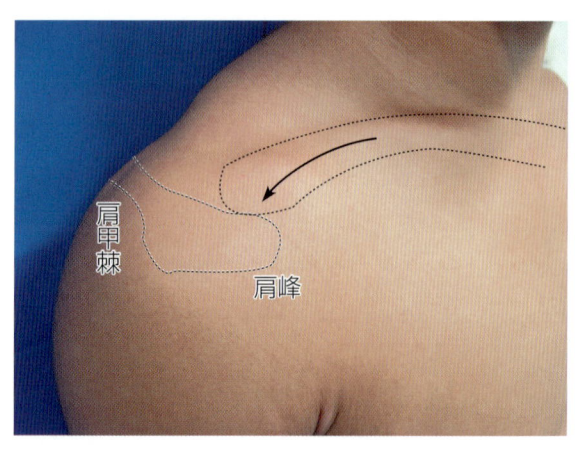

● 被検者に坐位または背臥位をとらせ，肩を45°前上方からみる．鎖骨上縁を外側に触れていくとわずかな段差を触知（肩鎖関節）できる．その段差の外側が肩峰である．

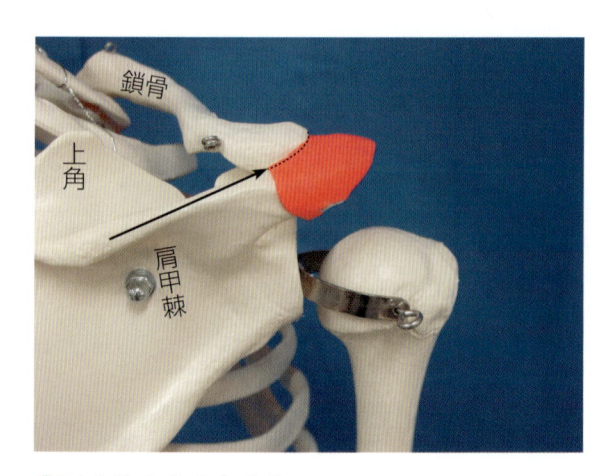

● 肩を後上方よりみる．
肩甲棘を背部で確認して指を外上方にずらしていくと肩峰に至る．

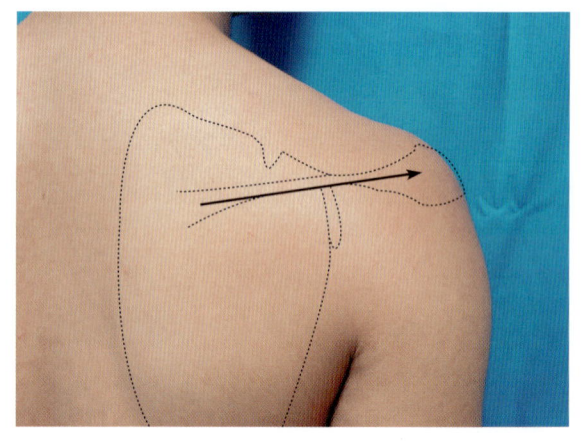

● 被検者を坐位とし，肩を後方よりみる．
背部より肩甲棘を触知してそのまま外側方向にずらしていくと肩峰に至る．

第1章　肩関節・上腕部

■ 肩峰に関連する疾患

● 肩峰骨折

1）転落事故などの直達外力によるものがほとんどである（図1-4）．
2）局所の圧痛，腫脹，肩関節の運動時痛，呼吸時痛が出現する．
3）転位は一般的に軽微である．
4）骨癒合が良好なため，約3週間の三角巾による胸壁固定で十分なことが多い．
5）上肢の重量や三角筋の牽引力で下方に転位した症例では，偽関節や三角筋機能不全，肩峰下腔の狭小化による肩峰下インピンジメントを生じるので手術が必要となる．

■ 左肩峰骨折．14歳，男性　　　　　　　　　　　　　　　　　　　　　　（図1-4）

● サッカーのプレイ中に肩より転落し，肩峰を直接強打して受傷する（矢印）．本骨折の転位はあまり大きくないが，転位が大きい場合は三角筋機能不全やインピンジメントの原因となりうる．

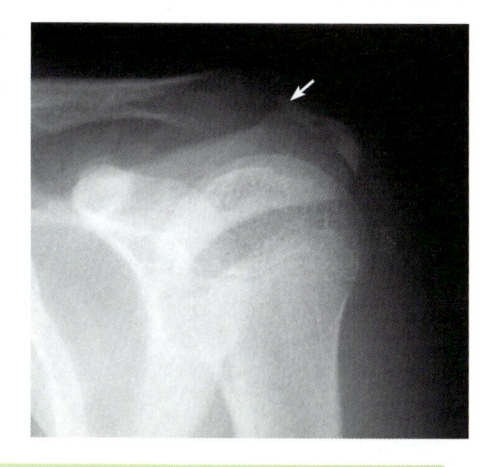

クリニカルポイント①　肩関節前方（烏口下）脱臼の外観

● 骨頭の位置異常（肩関節腔の空虚）により，肩峰の角状突出や三角筋部の膨隆消失，モーレンハイム窩の消失などが確認できる．とくに三角筋部の膨隆消失は，上腕骨外科頸外転型骨折との鑑別に役立つ．

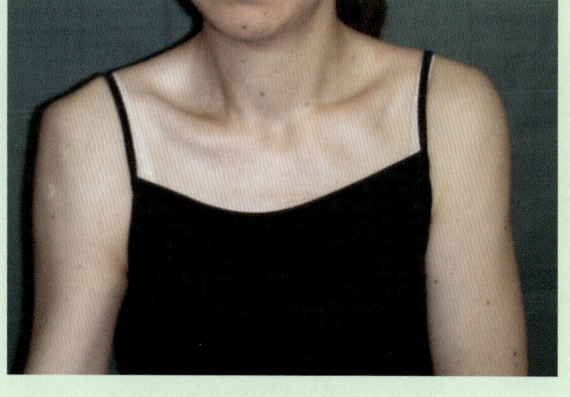

（向かって左側が患側である）

エキスパートへの道②　インピンジメント症候

● 本来，これは「衝突，軋轢，ひっかかり」を意味する．臨床上は上肢を挙上時，大結節が肩峰あるいは烏口肩峰アーチ下でひっかかり，衝突や弾発による機能制限，自発・運動痛，炎症などを発生する．原因として，第2肩関節の周辺組織の拘縮，滑液包の癒着による機能障害，腱板の膨隆，骨頭の滑動障害，大結節の上方転位，骨折後の変形治癒，肩峰下滑液包の石灰沈着などが考えられる．
● 代表的な徒手検査法としてニアーやホーキンスのテスト法がある．

■ 第1章　肩関節・上腕部

3. 肩鎖関節

■ 肩鎖関節を確認する

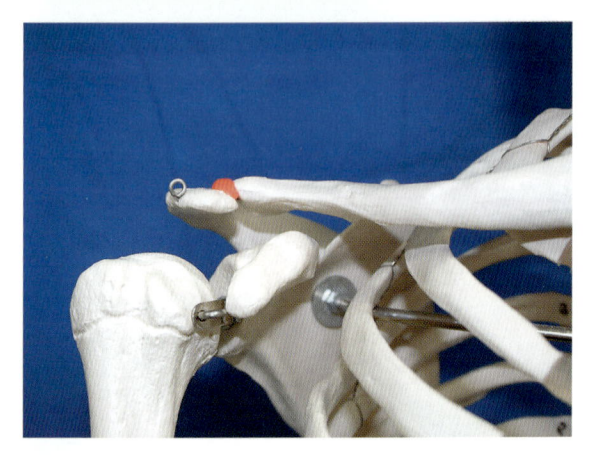

- 被検者に坐位または立位をとらせ，前方より肩鎖関節をみる．鎖骨を触知し，外方にずらしていくと段差（関節裂隙）を確認できる．この段差が肩鎖関節である．

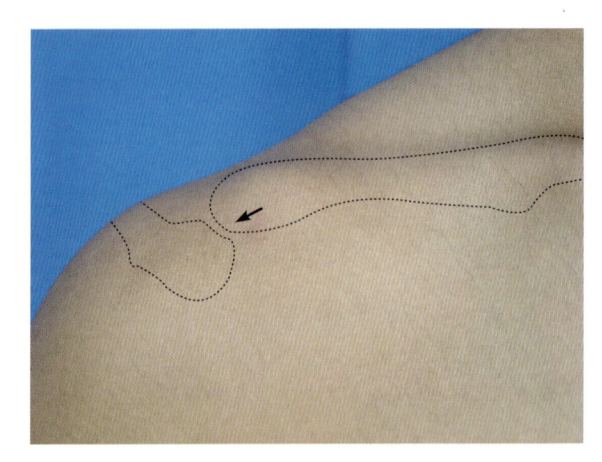

- 被検者に坐位または立位をとらせ，前方より肩鎖関節をみる．鎖骨を外方に触れていくと段差（関節裂隙）を触知できる．

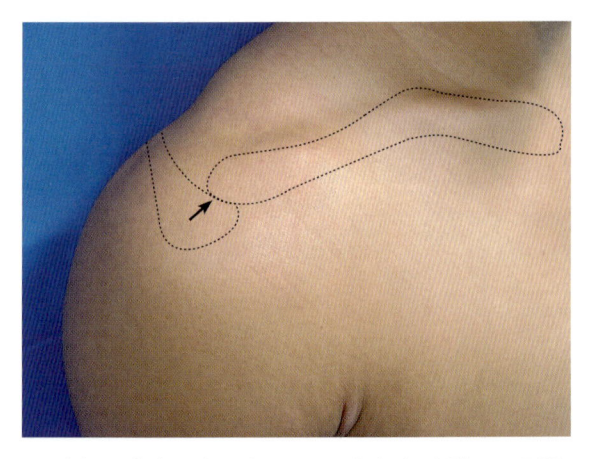

- 肩を45°前上方よりみる．上記とは逆に，肩峰から鎖骨に向けて内方に触れていくと，約2 cmのところに段差（関節裂隙）を触知できる．

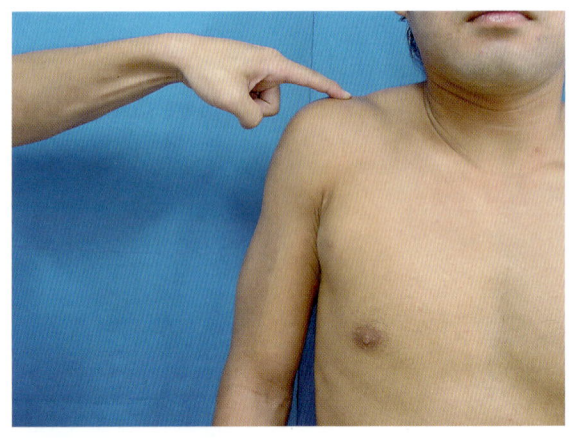

- 肩をすくめる動作（肩甲骨の挙上）を繰り返させると剪断力が働いて関節裂隙に上下方向の動きを確認できる．

■ 肩鎖関節に関連する疾患

● 肩鎖関節上方脱臼

1) 肩鎖関節脱臼は，直達外力（上肢が体幹に沿った状態で肩より転落した場合）や介達外力（肩外転位で手掌を突いて転倒した場合）で発生する．
2) ほとんどが上方脱臼である．
3) 損傷の程度は肩鎖靱帯，烏口鎖骨靱帯の損傷の程度によって異なる．
4) 肩鎖関節と烏口鎖骨靱帯が存在する鎖骨遠位部下方に圧痛を認め，肩関節の挙上（とくに外転）に制限を受ける．
5) 鎖骨外側端が上方に突出（階段状変形）するため，鎖骨外側端骨折との鑑別を要する（図1-3）．
6) ピアノキーサイン（反跳現象）がみられる（図1-5）．
7) 整復位保持が困難であり，変形治癒を残すことが多いが，機能的問題を残すことはあまりない．

■ ピアノキーサイン（反跳現象）．19歳，男性　（図1-5）

　肩鎖関節脱臼は，肩鎖靱帯・烏口鎖骨靱帯の断裂により肩甲骨を含む上肢帯全体が下方に移動するため，結果的に鎖骨が上方に突出した変形を呈することになる．したがって，ピアノキーサインは，上肢を頭側に持ち上げながら鎖骨を下方に押し込む操作が正しいといえる．

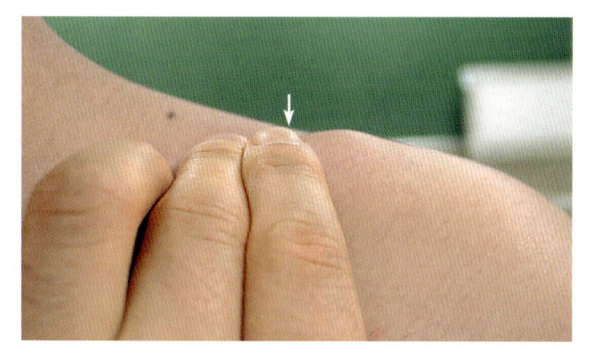

●A：上方へ突出した鎖骨外側端を下方へ押すと，外側端が沈み込み，浮動感を感じる．

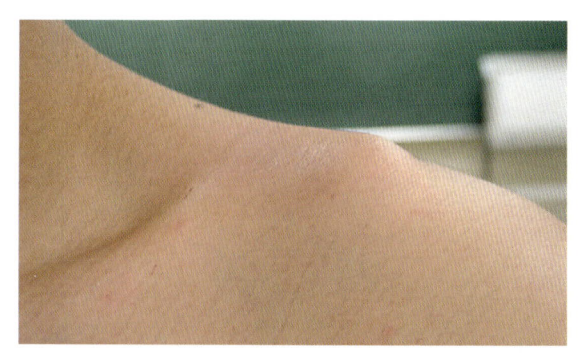

●B：指を離すとすぐに元の位置（脱臼位）に戻る．

■ 第1章　肩関節・上腕部

4．胸鎖関節

■ 胸鎖関節を確認する

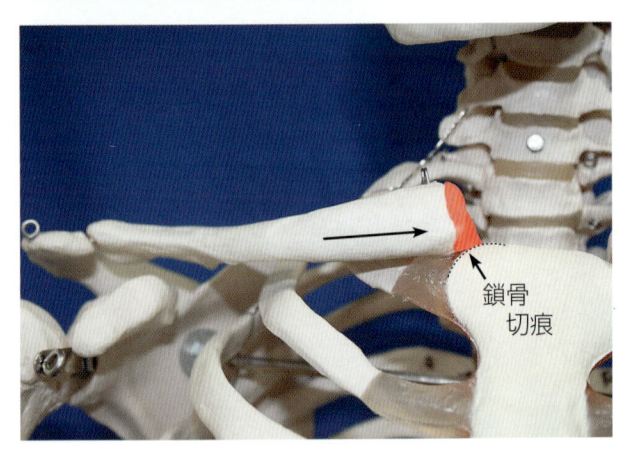

● 被検者に坐位または立位をとらせ，前方より胸鎖関節をみる．鎖骨中程から内方に指で触れていくと段差（関節裂隙）を触知できる．この関節は関節円板を有する鞍関節であり，上肢帯と体幹を連絡する唯一の関節であることを確認する．

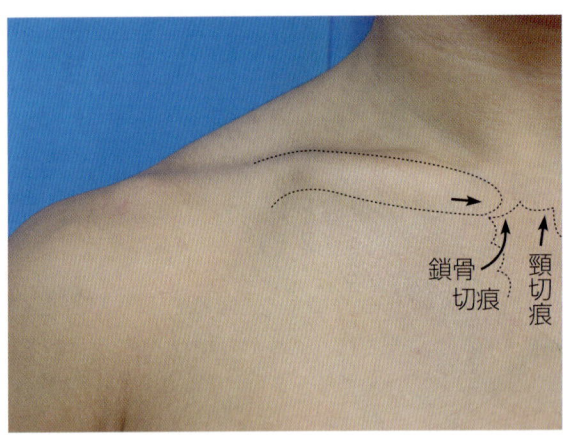

● 被検者に坐位または立位をとらせ，前方より胸鎖関節をみる．鎖骨中程から内方に指をずらしていくと段差（関節裂隙）を触知できる．段差と並んで陥凹を触知すればその部位は胸骨の頸切痕である．

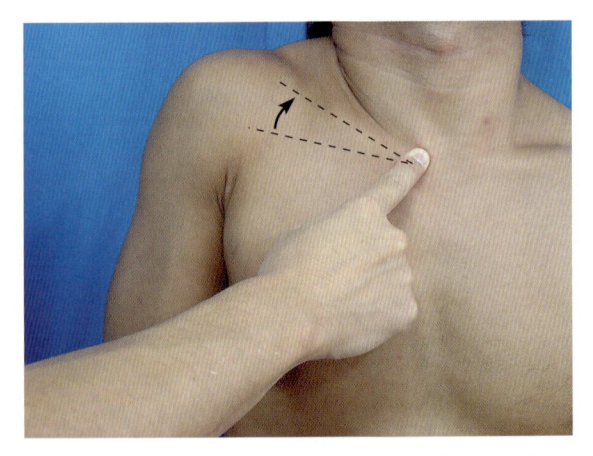

● 肩をすくめる動作（肩甲骨の挙上）を繰り返させると，鎖骨が胸鎖関節を支点として傾くため，関節裂隙がわかりやすくなる．

■ 胸鎖関節に関連する疾患

● 胸鎖関節脱臼

1) 肩が後ろに引っ張られたときに，第1肋骨が支点となって前方脱臼が発生する．
2) 強大な外力が鎖骨前方より加わった場合，後方脱臼となる．
3) 患側の肩は下垂し，頭部は胸鎖乳突筋の緊張を避けるため患側に傾く．
4) 肩関節機能障害が著しく，とくに肩関節外転が不能となる．
5) 鎖骨内側端が前方に突出するため（図1-6），鎖骨内側端骨折との鑑別を要する．

● 単純性胸鎖関節炎

1) 中年女性に好発し，利き手側の胸鎖関節に発生しやすい．
2) 疼痛，腫脹が出現するが，腫脹の訴えの方が強い．
3) 貯留液のみられることがある．

● 掌蹠膿疱症にともなう胸鎖関節炎

1) 手掌や足底（蹠）に，膿の入った小さな膿疱がたくさんできる疾患である．
2) 多くは原因不明である．
3) 炎症でできた無菌性膿疱であり，人には感染しない．
4) 痒みは軽く，周期的に，良くなったり悪くなったりを繰り返すという特有の症状がみられる．
5) 定型例では，胸鎖関節に特異的に炎症を起こす．
6) 胸鎖関節を中心に関節の変形，骨肥大，硬化性変化，破壊などがみられ，関節運動が障害される．

■ 左胸鎖関節前方脱臼．17歳，男性　　　　　　　　　　　　（図1-6）

　発生機序は，転倒時に左肩（肩甲帯）が後方に押されて前胸鎖靭帯が断裂し，左鎖骨の前方脱臼をきたしたものである．局所の疼痛と腫脹による膨隆を認めた．

● 軸方向撮影にて左鎖骨内側端は鎖骨長軸を結んだ線（点線）より上方に突出している（矢印）．

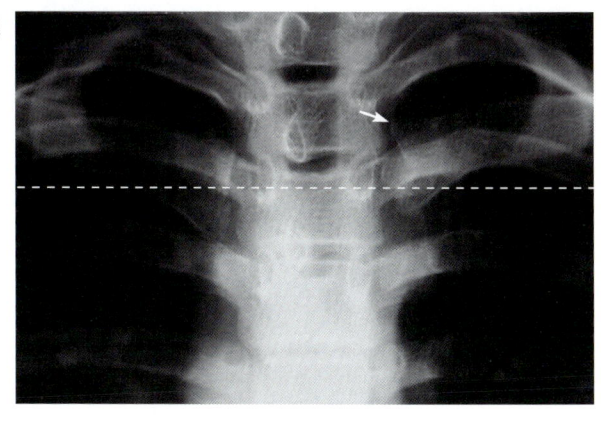

■ 第1章　肩関節・上腕部

5. 大結節

■ 大結節を確認する

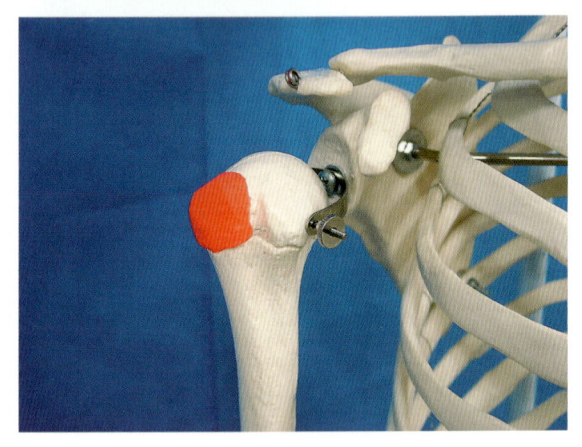

● 被検者に坐位をとらせ，前方より大結節をみる．大結節の外観は肩関節の回旋肢位によってその大きさが異なってみえるため，X線像における肢位判断の参考となる．

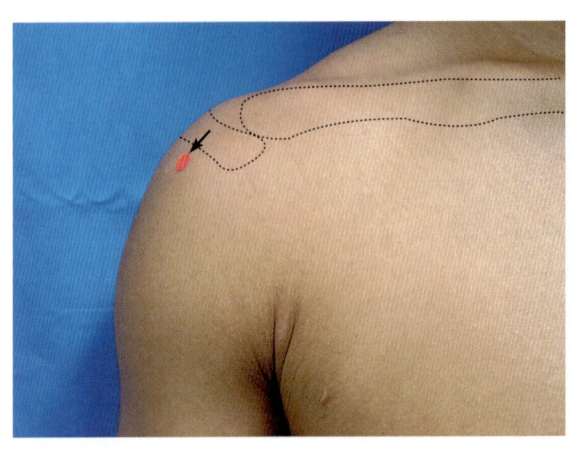

● 被検者に坐位をとらせ，前方よりみる．肩峰の外側縁から指を下外方に移動すると骨隆起（大結節）を触知できる．

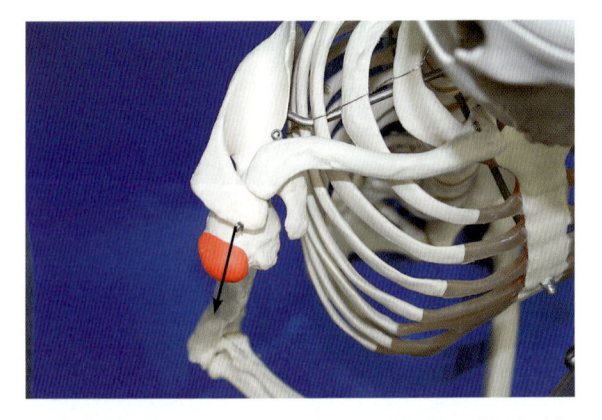

● 肩関節を内旋すると大結節は肩関節の前面（矢状面）で触知できる．矢印は大結節の向きを示す．

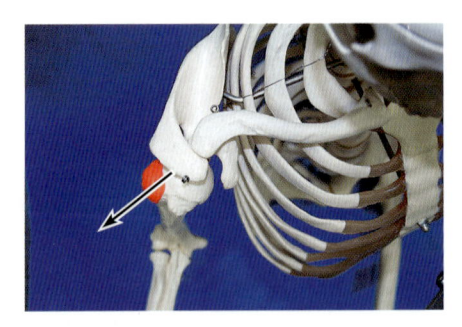

● 中間位で，大結節は前方から外方45°に向かう．

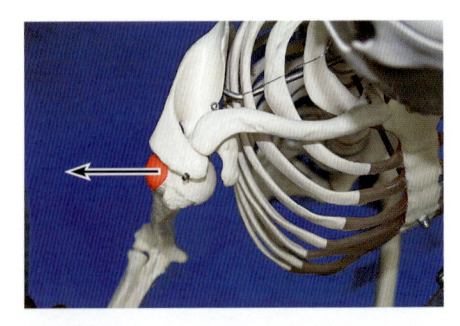

● 外旋位で，大結節は外方に向かう（前額面）．

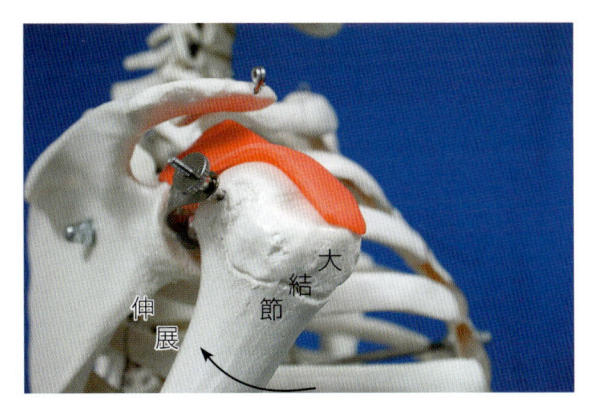

●被検者に坐位をとらせ，外後方より棘上筋をみる．肩峰直下（前面）に指を当て，肩関節下垂位から他動的に伸展すると大結節（棘上筋腱停止部）が前方に移動するため触知可能となる．腱板断裂があれば，この肢位で陥凹，あるいは軋音（伸展時）を触知できる．

■ 大結節に関連する疾患

● 上腕骨大結節骨折

1）大結節部の直接強打による場合と，棘上筋腱による裂離骨折の場合がある（図1-7）．
2）大結節部に腫脹と限局性圧痛を認める．
3）運動痛，とくに内旋時に疼痛が増強する．
4）外転，あるいは外旋運動が不能となる．
5）肩関節前方脱臼に合併することが多い．
6）肩関節前方脱臼の際，上腕骨頭の後外側に骨欠損（圧迫骨折）が起こることがある（ヒル・サックス損傷）．
7）骨折によって第2肩関節の滑動機構に破綻が生じると，肩峰下にインピンジメント症候（肩峰の項参照）を生ずる可能性がある．

● 腱板断裂

1）腱板の変性に外傷が加わって発生するものが多い．
2）好発部位は棘上筋腱の大結節停止部で血行に乏しい部位（クリティカル・ゾーン），抵抗減弱部位である．
3）完全断裂（全層断裂）と不全断裂（部分断裂）に分類される（図1-8-A）．
4）限局性圧痛は主として大結節周辺部にあり，腱板停止部付近に陥凹や軋音を触れることもある．
5）肩関節の挙上困難は主要な症状である（図1-8-B）．
6）断裂を知る徴候としてドロップアームサインが有名である．

● 石灰沈着性腱板炎

1）中年女性の右肩に好発する．
2）発症は急性でとくに夜間に多く，圧痛点は限局している．
3）激痛と可動域制限を主徴とする．
4）単純X線像において，棘上筋腱内に石灰沈着像を確認できる（図1-9）．

5. 大結節

■ 左上腕骨大結節骨折．53歳，女性　（図1-7）

- 大結節の裂離骨折であり，棘上筋の牽引力により骨片は上方に転位している（矢印）．

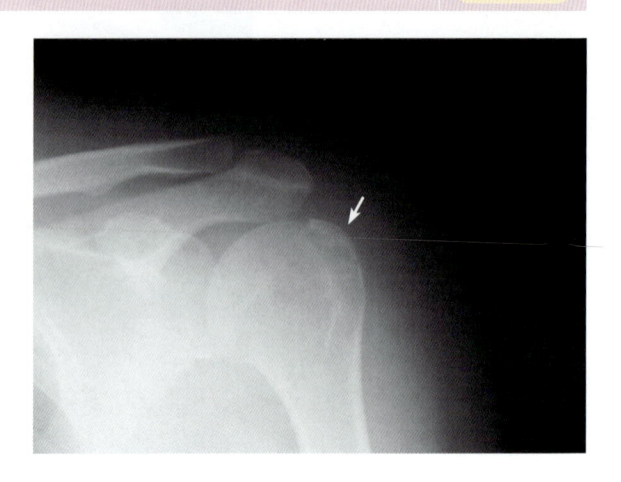

■ A：右棘上筋腱大断裂．63歳，男性　■ B：腱板断裂に伴う挙上障害．60歳，男性　（図1-8）

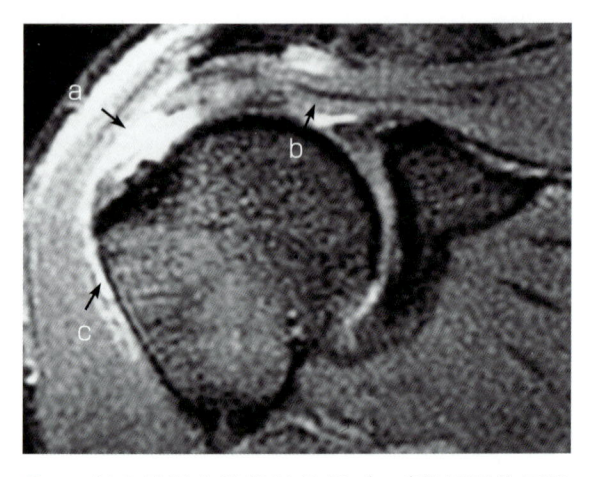

- A：棘上筋腱大結節付着部（T2*強調斜位冠状断像）近傍に高信号域を認め（a），棘上筋は近位側に退縮している（b）．肩峰下－三角筋下滑液包に液体貯留も認める（c）．

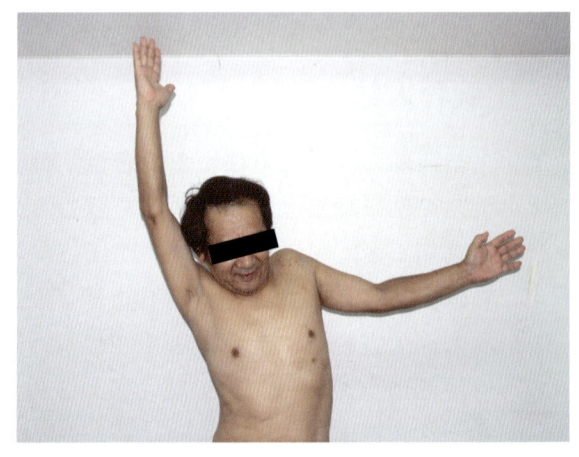

- B：左腱板断裂があるため，肩甲上腕関節の自動外転運動が不可能である．代償性の動き（トリックモーション）として，体幹の側屈と肩甲骨の挙上・上方回旋が生じている．

■ 右石灰沈着性腱板炎．55歳，女性　（図1-9）

- 大結節上方に石灰がみられる（矢印）．これは棘上筋腱内に石灰が沈着したものであり，急性の滑膜炎は激痛の原因となる．自動運動が不能となる．

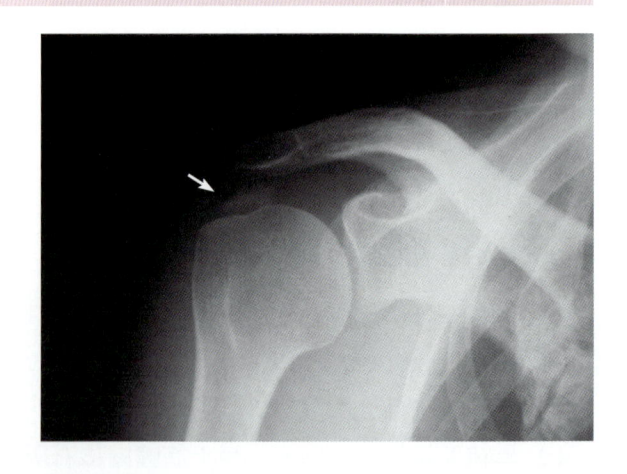

クリニカルポイント② SLAP（Superior Labrum Anterior Posterior）損傷

- 上腕二頭筋長頭腱付着部に当たる関節唇上部を含み，その前方と後方の関節唇や上腕二頭筋長頭腱を損傷したもの．前方に手を突いて転倒した際，関節窩上縁と上腕骨頭との衝突による発生や，投球動作などによる反復性のストレスによって生じることが知られている．120°外転挙上位で上腕骨頭を押し込み，軽く回旋させることで関節唇を刺激し，症状の再現をみることができる（クランクテスト）．

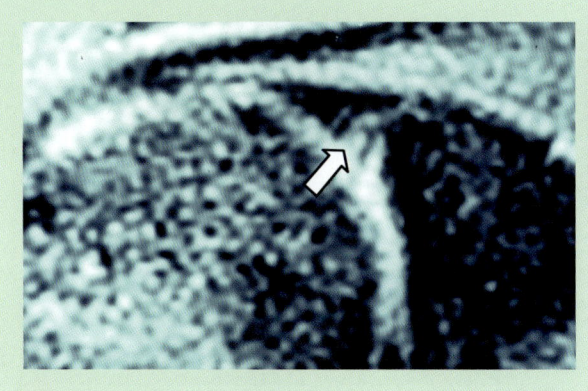

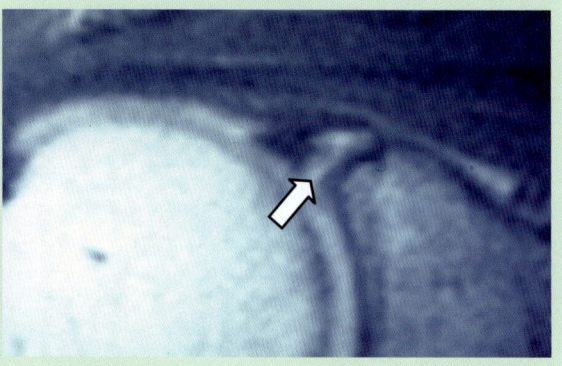

- T2*強調斜位冠状断像
- MR関節造影

エキスパートへの道③ 腱板疎部

- 腱板疎部（ローテーターインターバル）とは，棘上筋腱と肩甲下筋腱の間の脆弱な部分である．薄い膜状の組織で形成され，関節包，烏口上腕靱帯，上関節上腕靱帯などにより補強されている．棘上筋腱と肩甲下筋腱の走行および作用の違いを緩衝して，上肢の挙上・回旋運動を円滑にする役割を有するといわれている．
- 烏口突起の約2cm外側で，そこから約1cm上方にある陥凹であるが，触診にて明確にわかる陥凹ではない．
- 外力を受ける機会も多く，投球動作やバレーボールのスパイク動作で同部に破綻損傷をきたしやすい．信原[3]によれば，腱板疎部の損傷は，30歳未満が全体の71%を占め，若年男性・アスリート・右肩（利き手）に好発する．主な訴えは疼痛と肩関節運動痛（挙上，外旋）であり，同部に圧痛を認める．腫脹がみられることもある．

■ 第1章　肩関節・上腕部

6. 結節間溝

■ 結節間溝を確認する

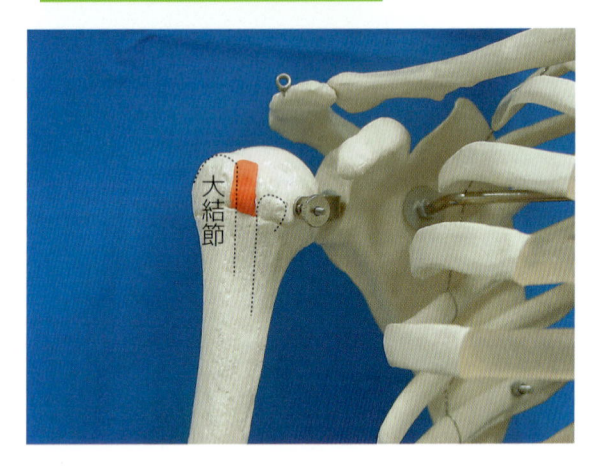

●被検者に坐位をとらせ，前方より結節間溝をみる．まず，大結節を触知し，そのすぐ内方に骨の陥凹を確認できればそれが結節間溝である．

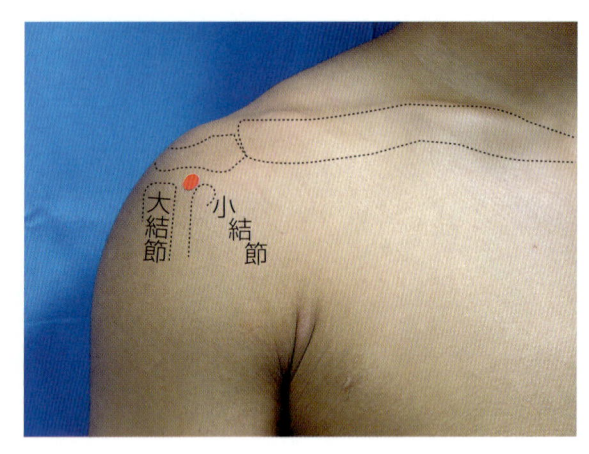

●被検者に坐位をとらせ，前方より結節間溝をみる．肩峰の外側縁から下外方に大結節を触知し，そのすぐ内方を触知する．強く押さえると痛みが出やすいため，注意を要する．

■ 肩関節の肢位による結節間溝の位置の変化

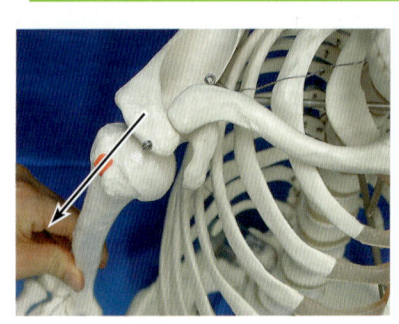

●肩関節外旋位
　結節間溝は前外方を向く．

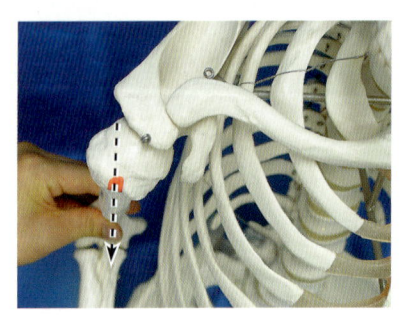

●肩関節中間位
　結節間溝は前方を向く．

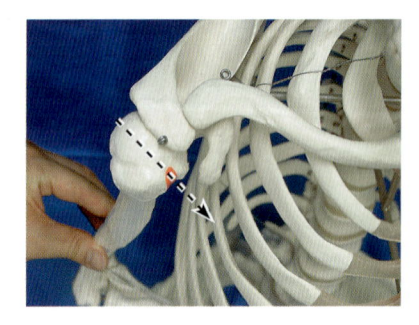

●肩関節内旋位
　結節間溝は前内方を向く．

■ 結節間溝に関連する疾患

● 上腕二頭筋長頭腱断裂

1）40〜50歳前後の男性で，肉体労働者に好発する．
2）重量物挙上時に生じた強い筋収縮によって発生する．
3）結節間溝部で長頭腱の摩耗による退行変性も誘因となる．
4）断裂により，肘関節屈曲位で上腕二頭筋筋腹の隆起が上腕遠位に移動する（図1-10）．
5）断裂があれば，結節間溝部に空虚または陥凹が触知できる．

● 上腕二頭筋長頭腱炎

1）結節間溝部で上腕二頭筋長頭腱滑動機構の障害によって発生する．
2）20〜40歳代に好発する．
3）上腕二頭筋に沿った放散痛（ときに上腕前方部から肘関節前方にまで達することがある）がみられる．
4）結節間溝部へのストレス負荷により疼痛が増強する．
5）ヤーガソンテスト，スピードテストなどが有用である．
6）肩関節運動時，結節間溝部に「コクコク」という軋音が触知できることがある．

■ 左上腕二頭筋長頭腱断裂．66歳，女性　　　　　　　　　　（図1-10）

- 上腕二頭筋の筋腹が異常な隆起となって末梢に移動し（矢印），特に肘を屈曲すると末梢への移動はさらに大きくなる．また，断裂直後は上腕から肘にかけて皮下出血を認める．

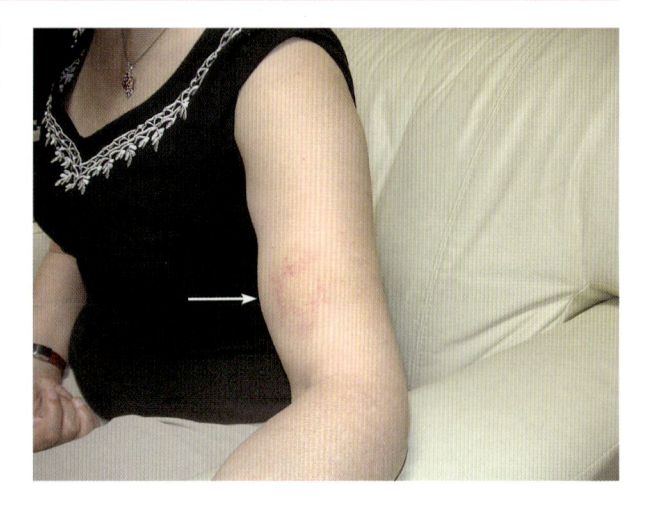

第1章　肩関節・上腕部

7. 小結節

小結節を確認する

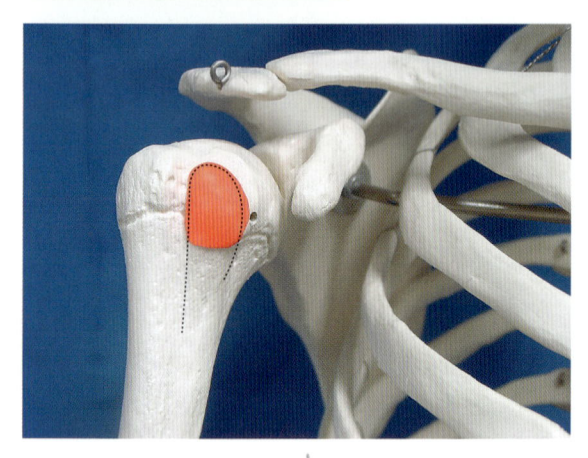

● 前方より小結節をみる．肩関節外旋位にて小結節は前方に位置する．

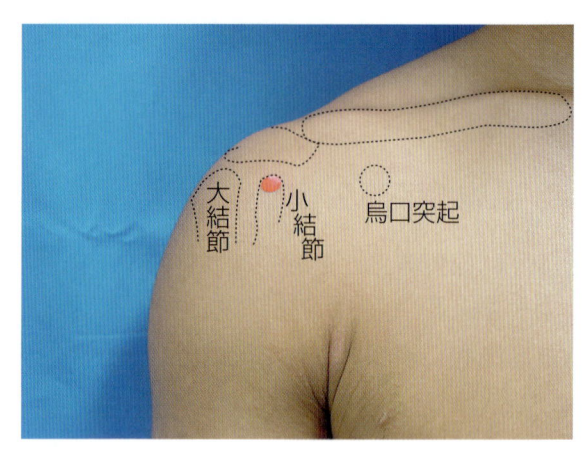

● 烏口突起から外側へ指を移動すると結節間溝の陥凹を触知でき，その内側に小結節を確認する．

小結節に関連する疾患

● 上腕骨小結節骨折

1) 多くは肩甲下筋腱の牽引力による裂離骨折である（図1-11）．
2) 肩関節後方脱臼の際に上腕骨頭の前側方に骨欠損（圧迫骨折）が起こることがある（リバース・ヒル・サックス損傷）．
3) 結節間溝の内壁が崩壊するため，上腕二頭筋長頭腱の脱臼を合併することがある．

● 肩甲下筋腱断裂

1) 単独損傷は稀である．
2) 肩甲下筋腱断裂がある場合，肩関節を自動的に伸展，内転，内旋（手背を腰に当てる肢位）した状態から，手背を後方に離す（肩関節内旋強制）ことができない（リフトオフテスト陽性）．

左上腕骨近位端部骨折．42歳，男性　　（図1-11）

● 小結節骨折による骨片転位が認められる（矢印）．

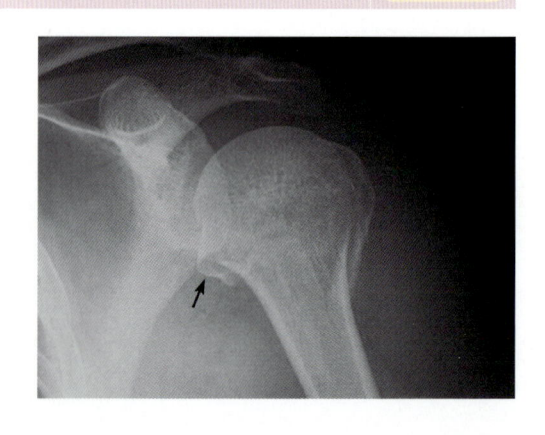

第1章　肩関節・上腕部

8. 肩峰と上腕骨の間隙

肩峰と上腕骨の間隙を確認する

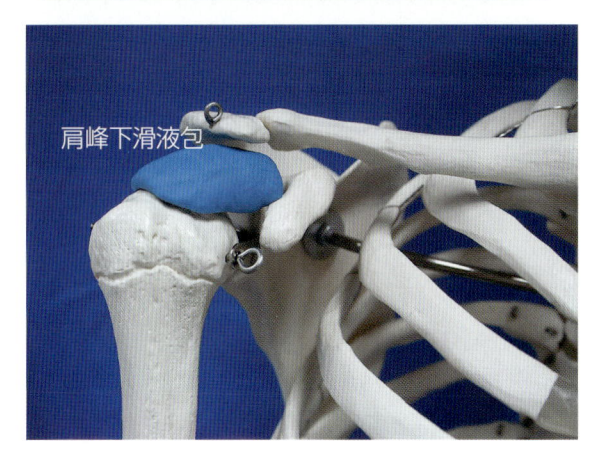

- 被検者に坐位をとらせ，前方よりみる．肩峰直下と上腕骨頭間には一定の間隙があり（肩峰下滑液包），X線像では診断上の重要な意味を持つ．腱板断裂によって骨頭が上方移動すればこの間隙は狭小化する．

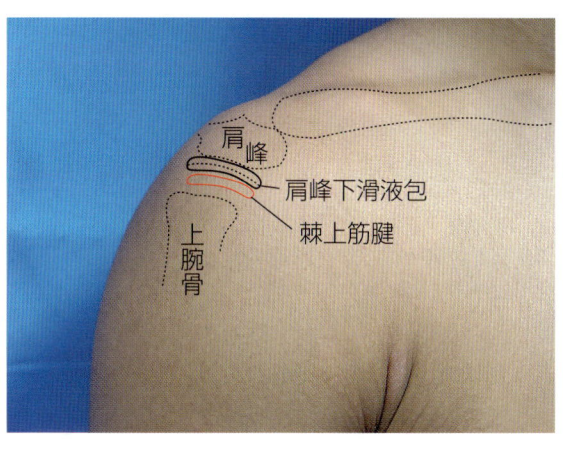

- 被検者に坐位をとらせ，斜め前方よりみる．この間隙には肩峰下滑液包，棘上筋，関節包が重なって存在しているため，この部位の病態によって固有の症状を発生することになる．

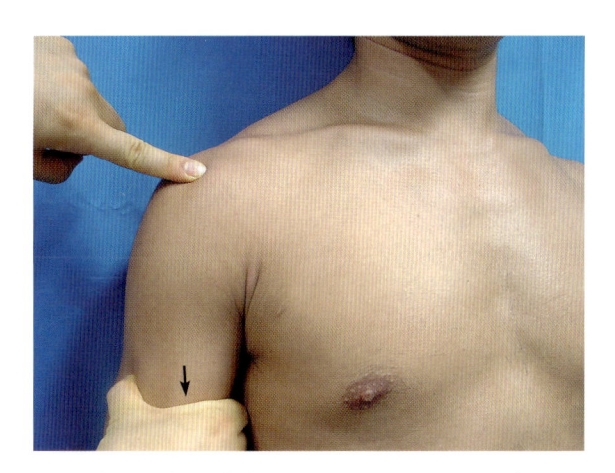

- 上腕を下方へ牽引するとこの間隙は開大されるため触知しやすい．動揺性肩関節症においては操作上の注意を要する．

8. 肩峰と上腕骨の間隙

■ 肩峰上腕骨間に関連する疾患

● 肩峰下滑液包炎

1）肩関節周囲の滑液包として，肩峰下滑液包，三角筋下滑液包，烏口下滑液包，肩甲下滑液包などがあるが，関節包との連絡が明らかなのは肩甲下滑液包と上腕二頭筋長頭腱鞘のみである．
2）上腕骨大結節の円滑な運動を担う重要な部分であるため，肩関節障害時には直ちに反応し，二次的障害をきたす．たとえば，肩峰下インピンジメント症候がそれである．
3）疼痛（有痛弧サイン：painful arc sign），圧痛，腫脹，水腫，熱感，肩関節運動制限などが主な症状であり，腱板断裂や大結節の損傷，肩関節周囲炎などでみられる．

クリニカルポイント③　　肩関節下方不安定性の確認方法

● 肩関節の不安定性は種々の原因によって発生する．肩の自発痛や運動時痛，脱力感，だるさ，しびれ感などを愁訴とすることが多く，他覚的には一定方向の不安定性や，多方向への不安定性を示す．下方への不安定性を確認する場合，他動的に上腕を下方に引き下げ肩峰下に陥凹が生じるかを観察する（サルカス・サイン）．この際，肩関節外旋位および内旋位での下方への牽引を行う必要がある．下方不安定性が内旋位では確認されるが，外旋位では消失する場合，腱板疎部損傷（エキスパートへの道③→p21）が疑われる．

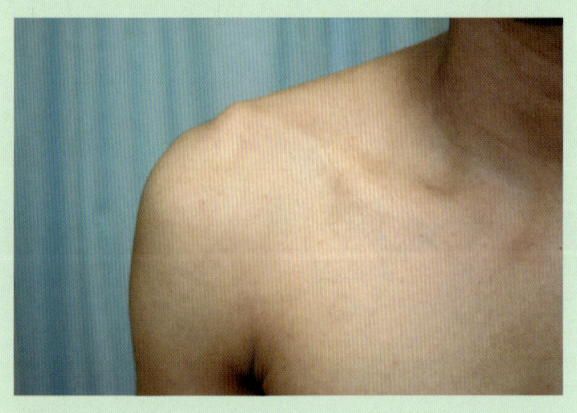

● 自然下垂位 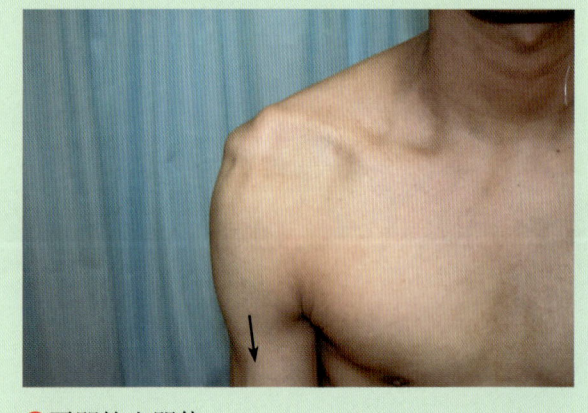　　　　　　　　　● 肩関節中間位

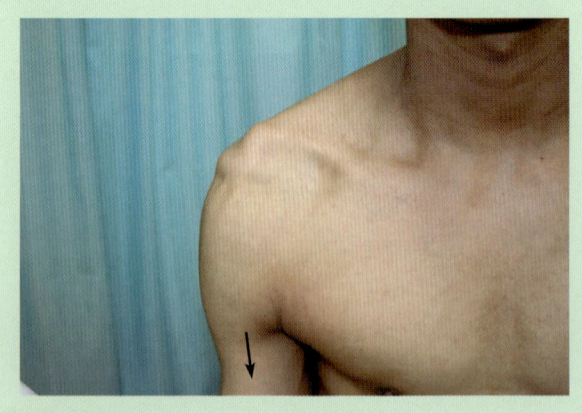

● 肩関節外旋位 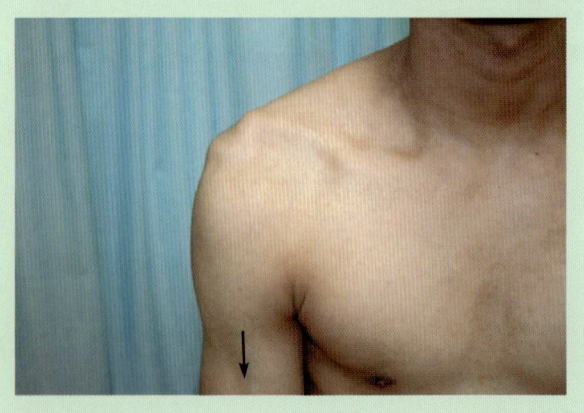　　　　　　　　● 肩関節内旋位

第1章 肩関節・上腕部

9. 烏口突起

烏口突起を確認する

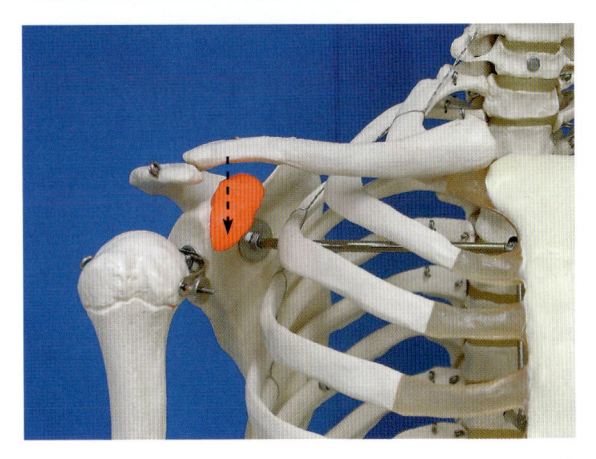

- 被検者に坐位をとらせ，前方よりみる．鎖骨外側端から約2cm下方に骨の突起を触知できる．

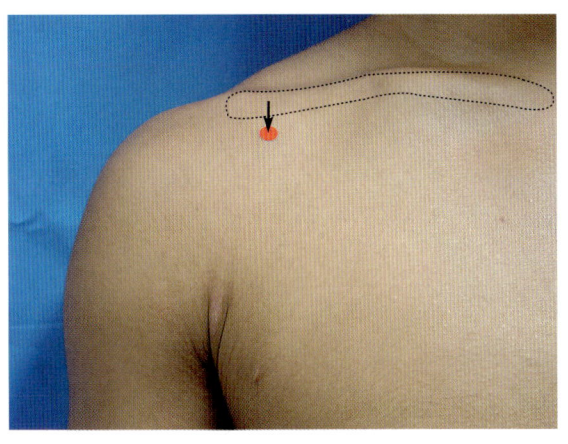

- 被検者に坐位をとらせ，前方よりみる．烏口突起は筋・腱のターミナルとなり，圧痛を生じやすい部位であることから，臨床上，重要な意味をもつ．また，触知には注意を要する．

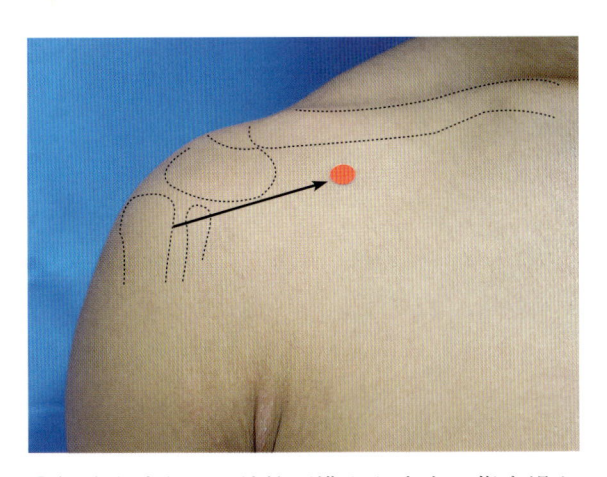

- 触診方法として結節間溝から内方に指を滑らせ骨の突起を触知できれば，これが烏口突起である．

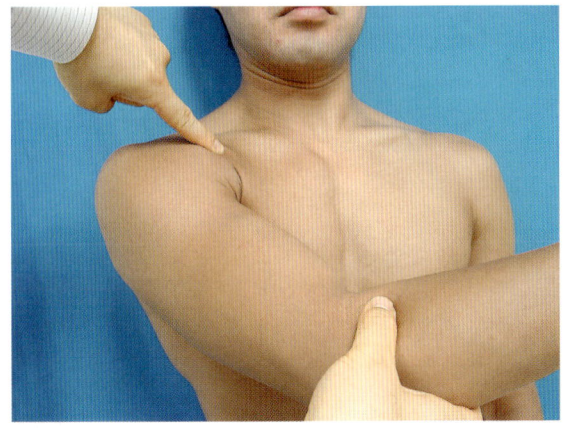

- 肩関節を軽度挙上，内転させると触知しやすくなる．

9. 烏口突起

■ 烏口突起に関連する疾患

● 烏口突起骨折

1) 単独骨折は稀であり，多くは肩鎖関節脱臼や鎖骨外側端骨折，上腕骨近位端部骨折などを合併する．
2) 烏口突起に付着する筋が弛緩するような肢位（疼痛緩和肢位：肩関節屈曲・内転，肘屈曲，前腕回内，浅く小さな呼吸）をとる．

● 烏口突起炎

1) 肩関節に運動制限がある場合，肩関節周囲炎の一症状と捉えることができる．
2) 肩関節に運動制限がまったくなく烏口突起に限局する疼痛であれば，腱付着部炎と捉えることができる．

第1章　肩関節・上腕部

10. 肩甲骨内側縁

肩甲骨内側縁を確認する

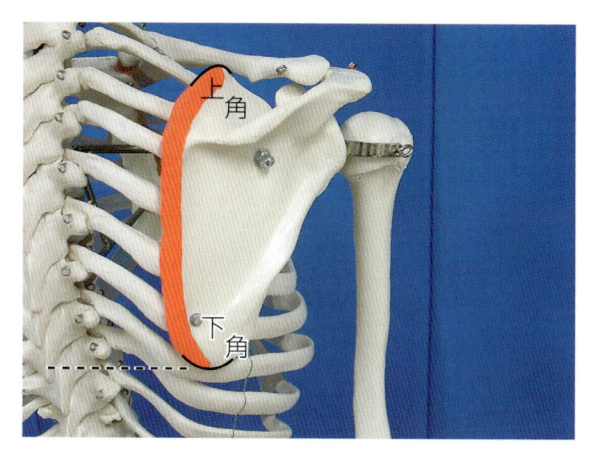

● 後方より肩甲骨をみる．上角から下角に至る全長が肩甲骨内側縁である．胸椎棘突起から約5〜8cm外側に内側縁が触知できる．

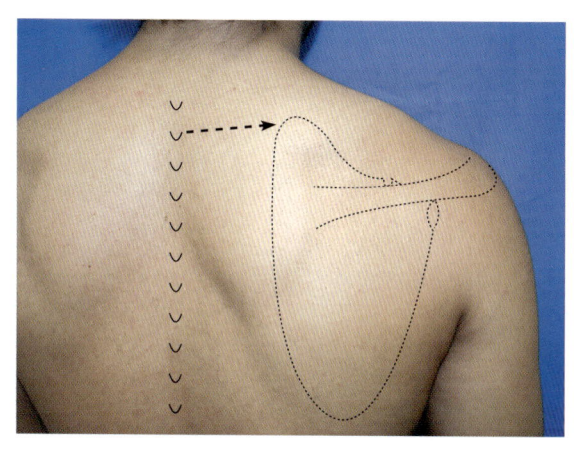

● 内側縁の触知によって前額面での肩甲骨の傾きが推測できる．また，肩甲骨上角が第2胸椎棘突起，肩甲骨下角が第7〜8胸椎棘突起の高さであることを確認する．

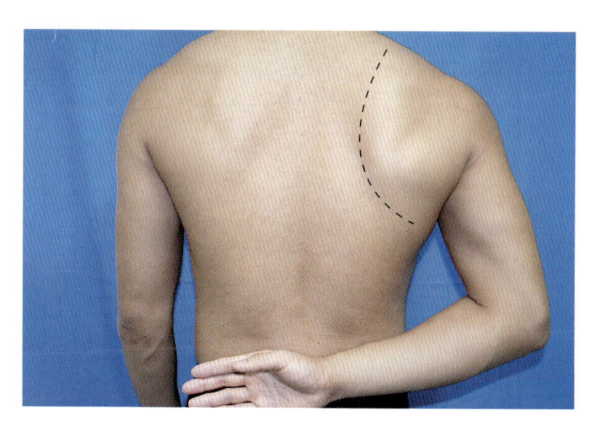

● 被検者に坐位または腹臥位をとらせ，後方よりみる．肩関節を他動的，あるいは自動的に伸展，内転，内旋（手背を腰に当てる肢位）すると肩甲骨の内側縁が浮くため触知しやすくなる．

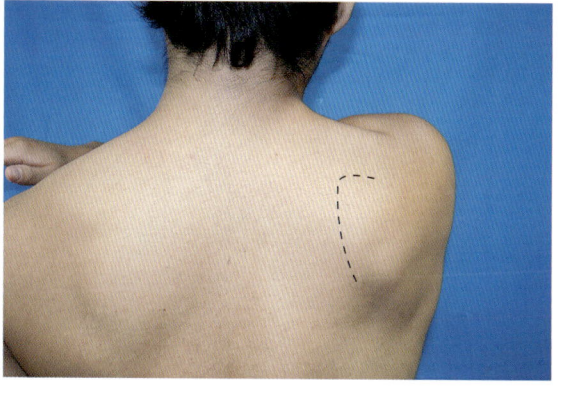

● 肩関節を他動的に水平屈曲させると肩甲骨の内側縁上方（上角）が浮くため触知しやすくなる．

10. 肩甲骨内側縁

■ 肩甲骨内側縁に関連する疾患

● 翼状肩甲

1) 長胸神経障害（前鋸筋麻痺）による肩甲部の変形（翼状変形）である（図1-12）．
2) 長胸神経に対する慢性的な牽引作用（アーチェリーなど）により発生することが多い．
3) 肩甲部の脱力感を伴う疼痛をきたす．
4) プッシュアップ動作（腕立て伏せや壁押し動作など）で変形はより著明となる．
5) 筋ジストロフィーでもみられる（筋ジストロフィーの場合，両側性で他の筋萎縮も伴っているので，判別は可能である）．

■ 右長胸神経麻痺による翼状肩甲　　（図1-12）

● 右長胸神経麻痺により生じた翼状肩甲を示す．前鋸筋麻痺から肩甲骨が外転不能となり，肩関節挙上時に影響を与える．

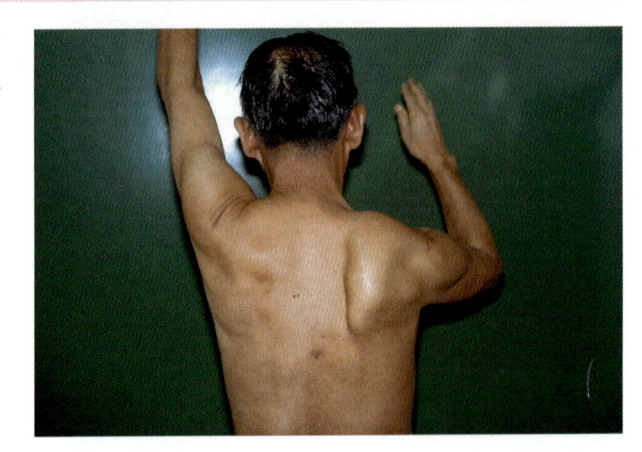

（信原病院理学療法士　西川先生のご好意による）

■ 第1章　肩関節・上腕部

11. 肩甲骨上角

■ 肩甲骨上角を確認する

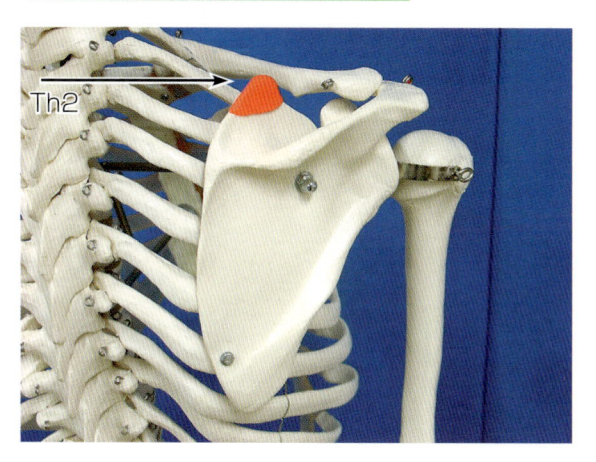

- 被検者に坐位または腹臥位をとらせ，後方よりみる．第2胸椎（Th2）棘突起の高さで外側に指を移動させると（肩甲骨）上角を触知しやすい．

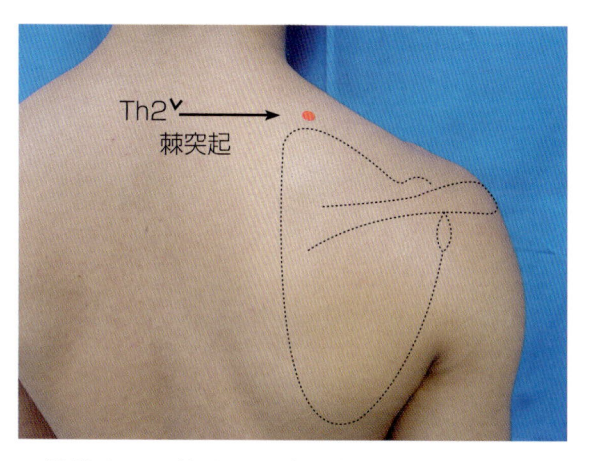

- 被検者に坐位または腹臥位をとらせ，後方よりみる．第2胸椎棘突起の高さで肩甲骨上角を触知できる．上角滑液包があり，臨床的には重要な部位となる．

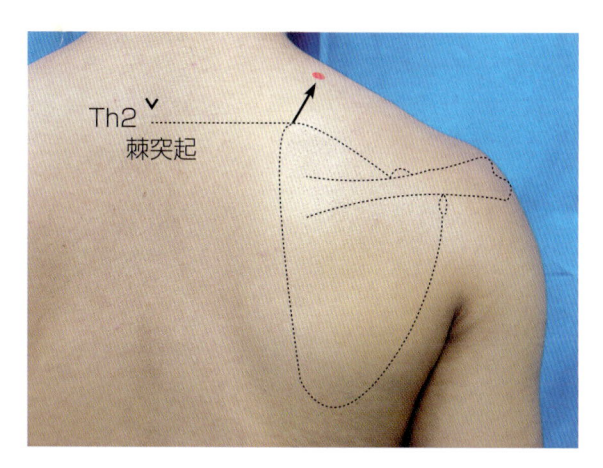

- 肩甲骨の肩甲骨下角は比較的触知しやすいため，まず下角を求め，さらに肩甲骨内側縁を頭側に向かって指を滑らせていくと肩甲骨上角を容易に触知できる．上角は，肩をすくめること（肩甲骨の挙上）で上方（矢印）へ移動する．

11. 肩甲骨上角

■ 肩甲骨上角に関連する疾患

● 肩甲骨上角滑液包炎

1）肩甲骨上角には滑液包が存在し，肩甲挙筋が停止する．そのため同部には滑液包炎や付着部炎などの炎症を発生しやすい．
2）頭頸背部の疼痛，だるさ，違和感などを訴えることが多い（肩甲背神経や副神経の刺激によるものと考えられる[4]）．
3）肩甲骨上角部に圧痛と硬結を認めることが多く，上肢への放散痛もみられることがある．
4）肩甲骨上角は肩外兪（けんがいゆ）という経穴としても広く知られている．

■ 第1章　肩関節・上腕部

12. 肩甲骨下角

■ 肩甲骨下角を確認する

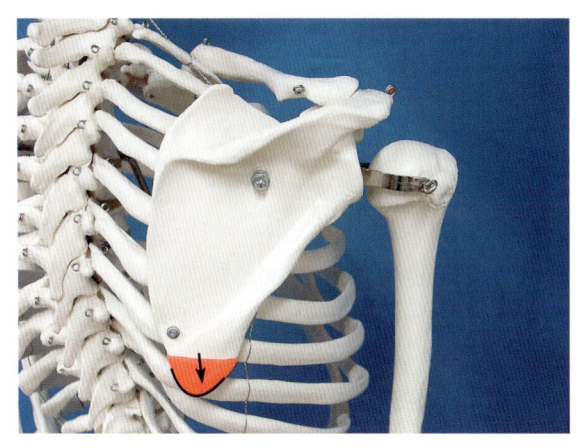

● 被検者に坐位または腹臥位をとらせ，後方よりみる．肩甲骨下角は筋肉の比較的少ない表在にあるため，容易に触知できる．

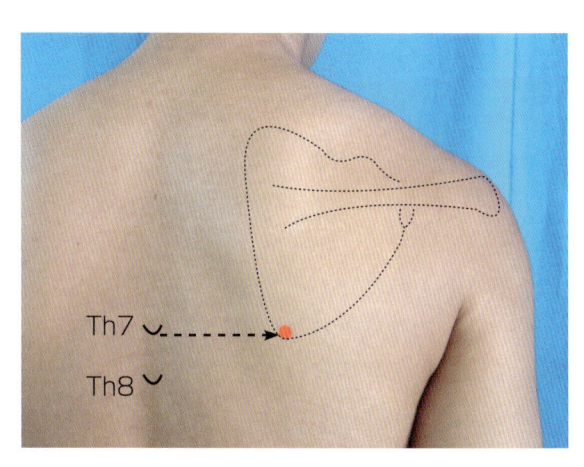

● 被検者に坐位または腹臥位をとらせ，後方よりみる．第7～8胸椎（Th7～8）棘突起の高さで肩甲骨下角を確認できる．

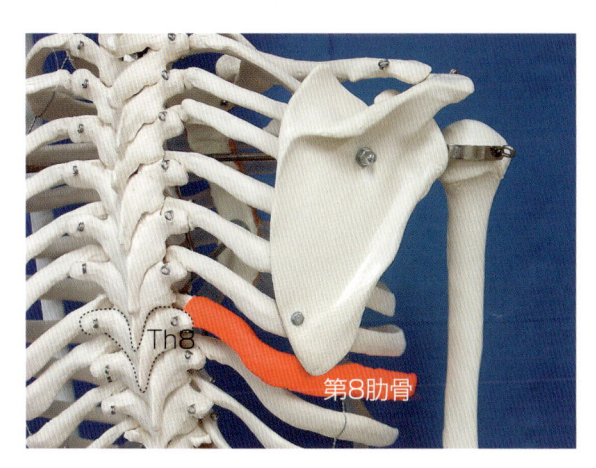

● 第7～第8胸椎棘突起の高さ以外に同高位の肋骨から判断してもよい．
肩甲骨下角と肋骨の位置関係は肋骨骨折高位診断の際の指標となる．

12. 肩甲骨下角

■ 肩甲骨下角に関連する疾患

● 肩甲骨下角骨折

1）直達外力による場合が多い．
2）骨片は大円筋や前鋸筋の牽引力により前外上方へ転位する．

エキスパートへの道④　後方四角腔

- 後方四角腔（クワドリ・ラテラル・スペース）とは，肩甲骨外側縁（1），上腕骨（5），小円筋（2），大円筋（3）によって囲まれた領域をいう．また，後方四角腔はさらに2つの間隙に分かれ，肩甲骨外側縁と大・小円筋，上腕三頭筋長頭腱（4）で囲まれた空間を内側腋窩隙（※1）という．肩甲回旋動・静脈が走行する．一方，上腕骨（5）と大円筋（3），小円筋（2），上腕三頭筋長頭腱（4）で囲まれた空間を外側腋窩隙（※2）といい，後上腕回旋動・静脈，腋窩神経が走行する．この部位において腋窩神経が絞扼されることがある．
- 肩関節を挙上していくにつれて後方四角腔は狭小化するため，腋窩神経は障害を受けやすい．

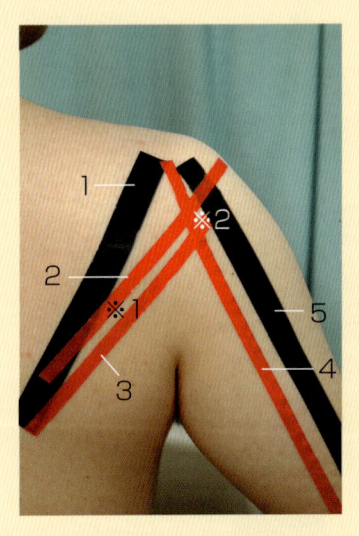

後方四角腔の部位

■ 第1章　肩関節・上腕部

13. 棘上筋・棘下筋

■ 棘上筋・棘下筋を確認する

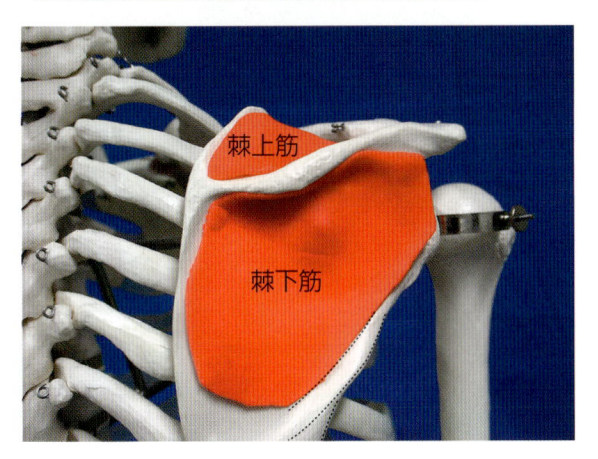

● 被検者に坐位または腹臥位をとらせ，後方よりみる．肩甲棘を触知し，肩甲棘の上方に棘上筋，下方は棘下筋を触知できる．

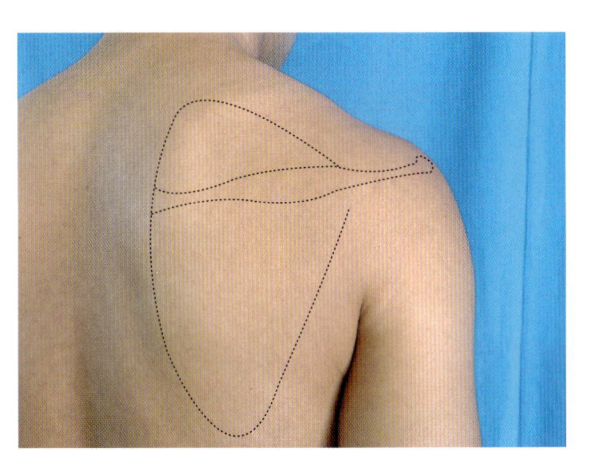

● 被検者に坐位または腹臥位をとらせ，後方よりみる．肩甲骨の後面に広がる棘上筋，棘下筋を触知した後，筋の萎縮の有無についても左右を比較して確認を行う．

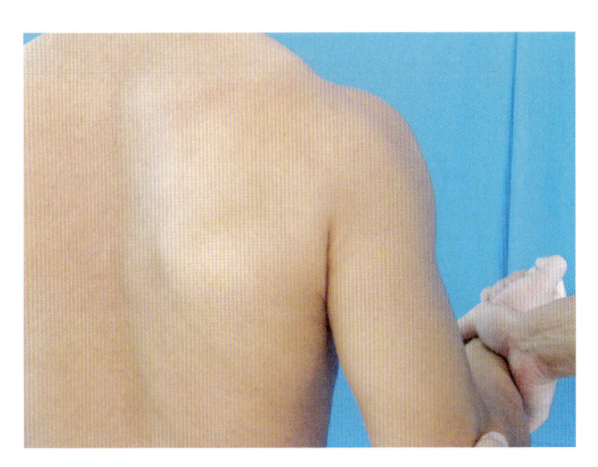

● 肩関節外旋に抵抗を加えることで，棘下筋の収縮を確認する．

13. 棘上筋・棘下筋

■ 棘上筋・棘下筋に関連する疾患

● 肩甲上神経障害

1) 過度な肩甲骨の動きを強いられるスポーツ動作（バレーボールのスパイク，テニスのサーブ，投球など）に好発する（図1-13）．
2) 肩甲上切痕で絞扼された場合，棘上筋・棘下筋ともに麻痺が生じる．
3) 肩甲棘基部で絞扼された場合，棘下筋単独の麻痺が生じる
4) 肩部の疼痛，違和感，脱力感，易疲労性，筋萎縮などを訴える．
5) 棘上筋は僧帽筋に覆われているため，棘下筋ほど筋萎縮は明確でない（健側との比較が重要）．

■ 右肩甲上神経麻痺．13歳，男性　　　　　　　　　　（図1-13）

● リトルリーグ投手．小学6年時に肩に投球動作の繰り返しによる障害を訴える．棘下筋に萎縮を認める（矢印）が，棘上筋萎縮ははっきりしない．

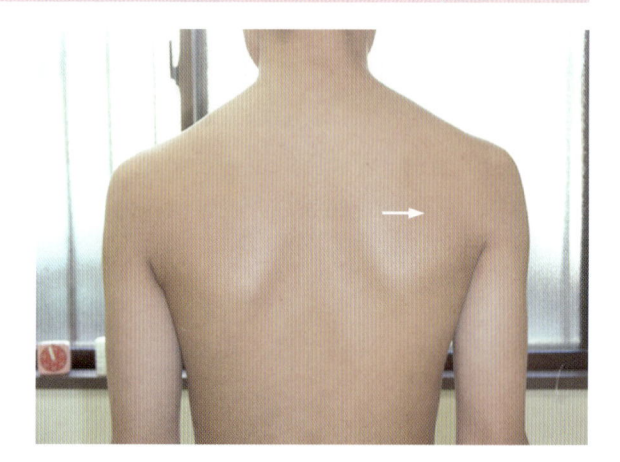

第2章　肘関節・前腕部

1. 上腕骨外側上顆

上腕骨外側上顆を確認する

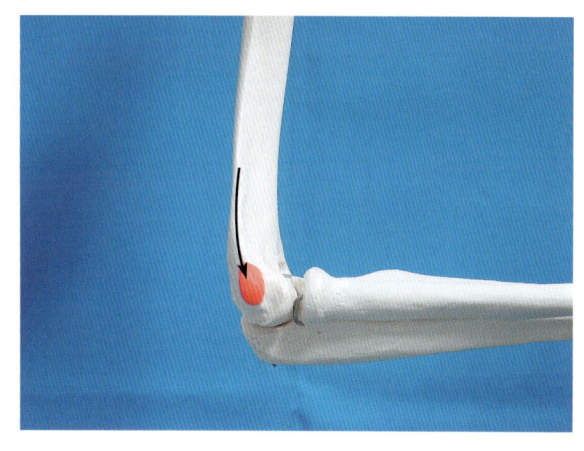

● 外側より上腕骨外側上顆をみる．肘関節屈曲位で上腕骨骨幹部の外側を遠位に下がると骨隆起を触知できる．

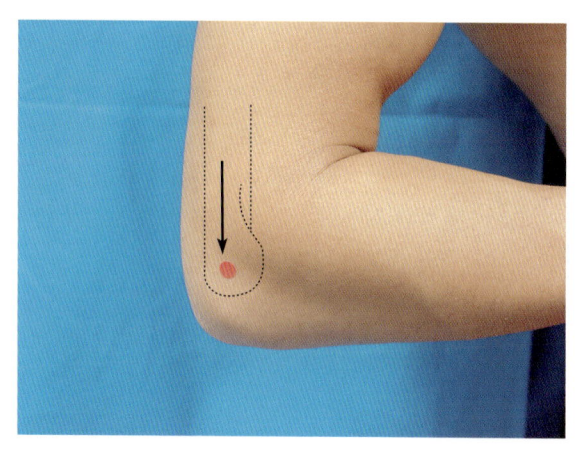

● 肘関節屈曲位で上腕骨外側下端に骨隆起を触知できる．
前腕伸筋群の起始部となる．

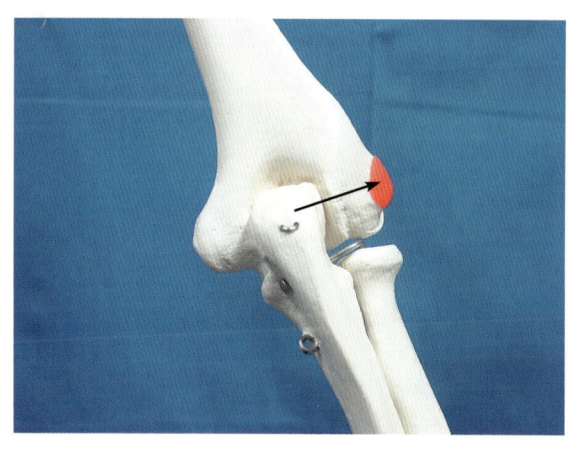

● 後方より上腕骨外側上顆をみる．
肘関節伸展位で肘頭の外側に触知できる．

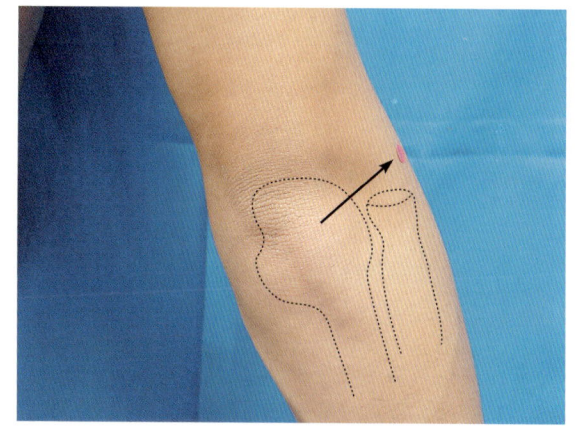

● 肘関節伸展位での肘頭と上腕骨外側上顆の位置関係を確認する．

1．上腕骨外側上顆

■ 上腕骨外側上顆に関連する疾患

● 上腕骨外側上顆炎

1）加齢により有病率は上昇する傾向にあるため，病態には退行変性の関与が示唆される[5]．
2）短橈側手根伸筋の腱性起始部が最も障害されるため，この部位に限局性圧痛を認める．
3）伸筋群の共通起始部に圧痛を認めることもある．
4）フローゼ腱弓※での圧痛部位は外側上顆よりもやや遠位・前方であることが多い．
5）代表的な徒手検査法として，トムゼン（Thomsen）テスト，チェアーテスト，中指伸展テストなどがある．
　※ フローゼ（Frohse）の腱弓とは，回外筋の2頭間で管状を形成する部位をいい，後骨間神経が絞扼される部位として有名である（クリニカルポイント⑤ p49 参照）．

エキスパートへの道⑤　腫脹著明時の内・外側上顆の触診法

● 肘関節周囲での外傷時，著明な腫脹により骨の触診に支障をきたすことがある．そのような場合，肘関節屈曲位で肘部前面にできる皮線を後外側へたどると外側上顆を触知できる（矢印）．
● 同様に，後内側へたどると内側上顆を触知できる．

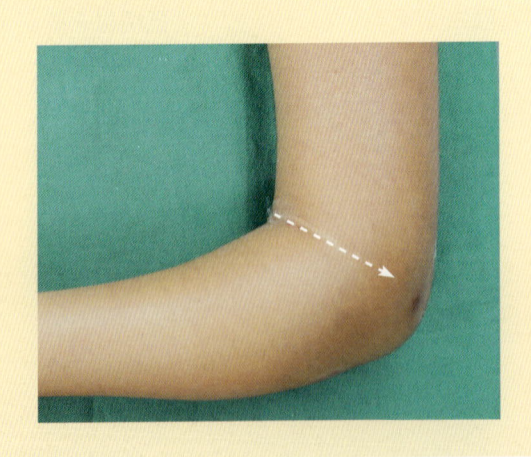

■ 第2章　肘関節・前腕部

2．上腕骨外顆縁

■ 上腕骨外顆縁を確認する

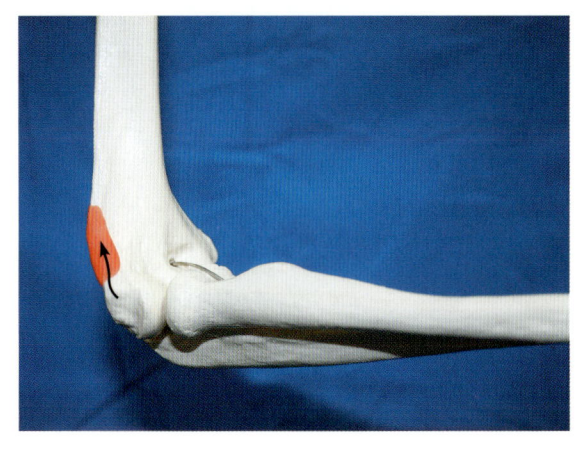

● 肘関節屈曲位で外側上顆を確認した後，上方に外顆縁骨稜を触知できる．

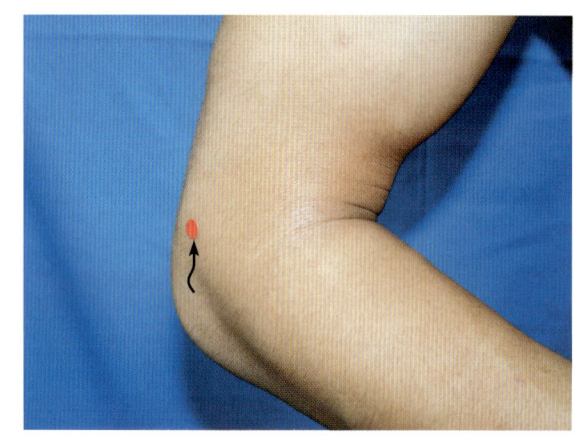

● 肘関節屈曲位で外側上顆から上方に向かって骨稜を触知する．この部位は腕橈骨筋，長・短橈側手根伸筋の起始部となる．

■ 上腕骨外顆縁に関連する疾患

● 上腕骨外顆骨折

1) 小児の肘関節周辺骨折において，顆上骨折に次いで発生頻度の高い骨折である（図2-1）．
2) 好発年齢は4～7歳であり，左右差では左側に，男女比では男児に多い傾向がある[6]．
3) 小児骨折の中で最も偽関節を起こしやすい骨折である．
4) 骨折初期，腫脹は腕橈骨筋付近に出現し，次第に外顆部周辺に拡がる．そのため，外観上肘関節はやや内反してみえる．
5) 肘関節の運動は比較的可能であり，骨折初期には肘の屈伸運動が可能なため，捻挫と誤診されやすい．ただ，前腕の回旋運動（とくに回内運動）は著明に制限される．
6) 外顆部または外顆縁に著明な限局性圧痛を認める．
7) 転位の強い場合，異常可動性や軋音を触知できる．
8) 偽関節の後遺症として上腕骨外顆部の成長が停止し，外反変形をきたすことがある．
9) 外反肘は遅発性尺骨神経麻痺の原因となる（図2-2）．

2．上腕骨外顆縁

■ 上腕骨外顆骨折．6歳，男児．（受傷後1日） （図2-1）

肘関節全体に腫脹を認めるが，とくに外側部に著明である（A：矢印）．単純X線正面像で，肘外側部に著明な腫脹を認める（C：矢印）．

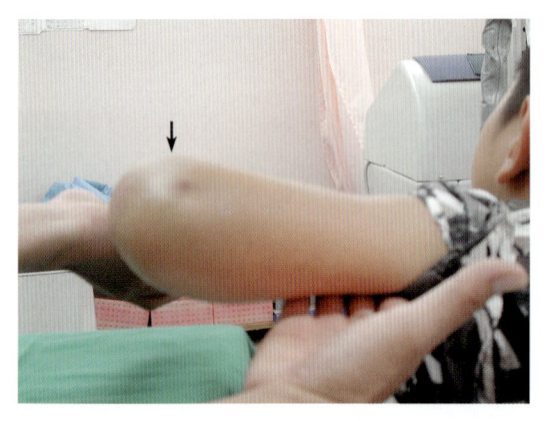

● A：後方より左肘関節をみる．外顆（向かって上）に限局した腫脹を認める．

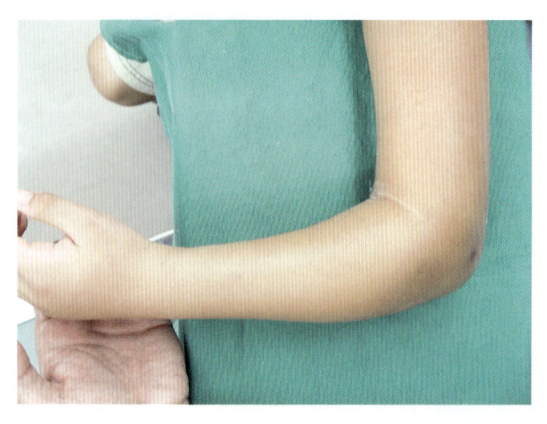

● B：外側から肘関節をみる．外顆に限局した腫脹を認め，その下方に皮下出血斑を認める．

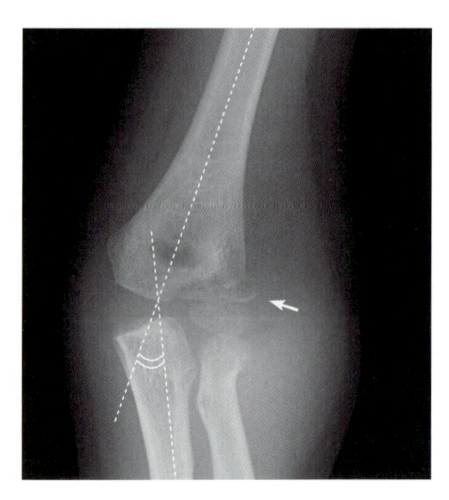

● C：単純X線正面像から，肘関節は約20°の外反肘を呈しており，外顆に明らかな骨片を認める．整復を怠ると，外反肘の後遺症から遅発性尺骨神経麻痺を招く危険性がある．

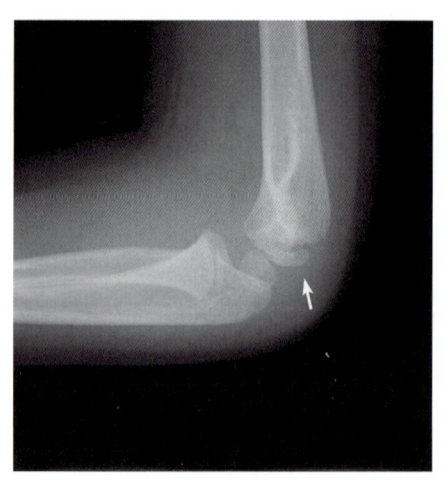

● D：単純X線側面像から，外顆に骨片を認める．

■ 外反肘．55 歳，女性．（骨折後 50 年目） （図 2-2）

小児期に肘部骨折の既往あり．単純 X 線像で外顆部の偽関節を認める（矢印）．外観上でも外反肘は明らかである．

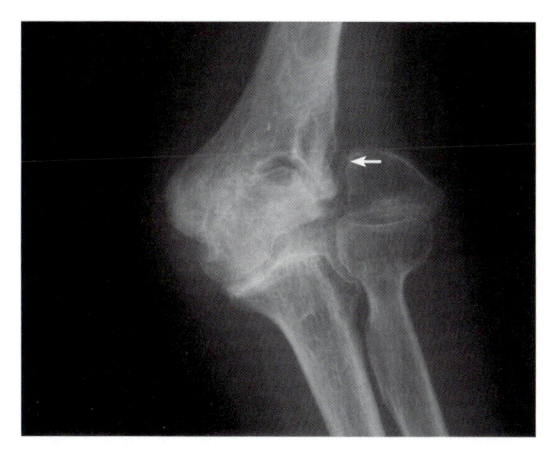

● A：単純 X 線像．
偽関節により生じた外反肘である．もともと本骨折は不安定骨折として知られており，小児期に十分な整復が行われないと発症しやすい．

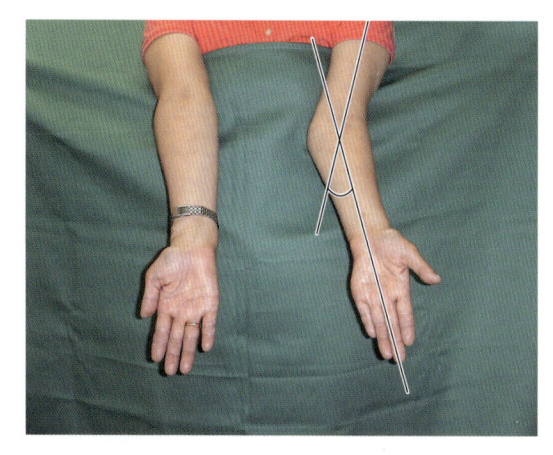

● B：外観．
左肘に約 35°の外反肘を呈している．左手部には遅発性尺骨神経麻痺による小指球の著明な筋萎縮を認める．

■ 第2章　肘関節・前腕部

3. 上腕骨内側上顆

■ 上腕骨内側上顆を確認する

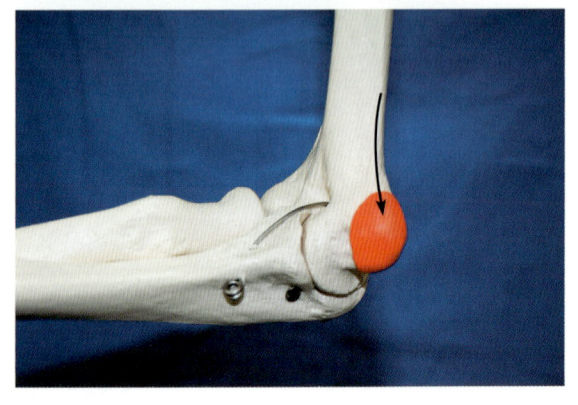

● 内側から上腕骨内側上顆をみる．肘関節屈曲位で上腕骨骨幹部の内側から遠位に指を移動すると骨隆起を触知できる．

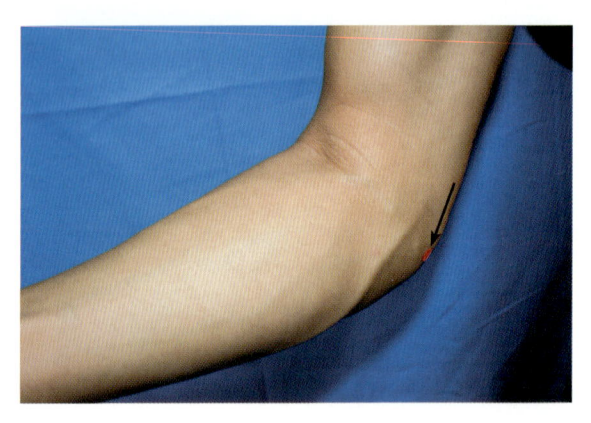

● 肘関節屈曲位で上腕骨内側に骨隆起を触知できる．円回内筋，前腕屈筋群の共同腱が起始する部位である．

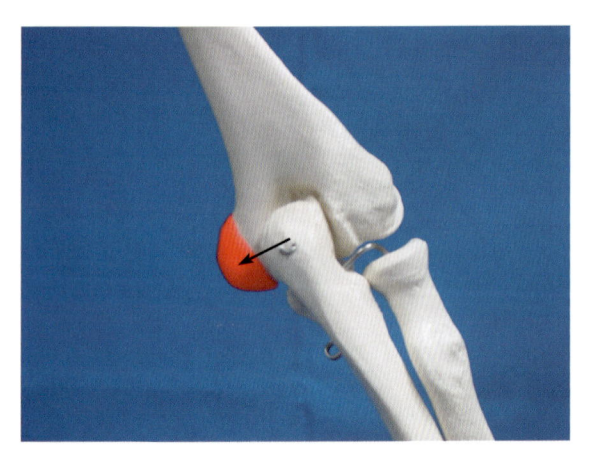

● 後方より上腕骨内側上顆をみる．肘関節伸展位で上腕骨骨幹部内側から遠位に下がると骨隆起を触知できる．

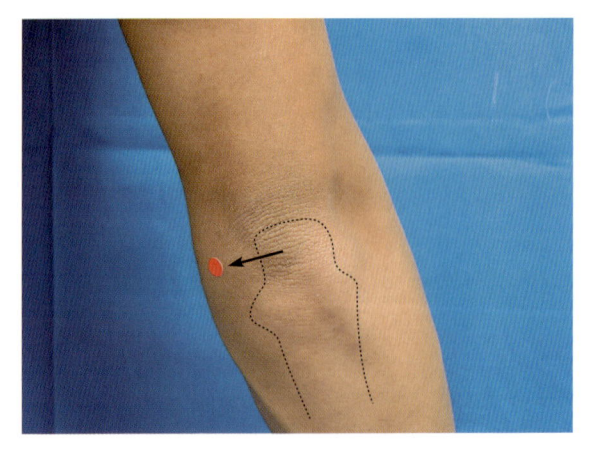

● 後方より上腕骨内側上顆をみる．肘関節における肘頭と内側上顆の位置関係を確認する．

■ 上腕骨内側上顆に関連する疾患

● 上腕骨内側上顆骨折

1）小児の肘関節周辺骨折において，上腕骨顆上骨折，上腕骨外顆骨折に次いで発生頻度の高い骨折である．
2）好発年齢は 7〜13 歳であり，男子が女子より約 4 倍多い[7]．
3）内側上顆に限局した著明な圧痛および腫脹を認める（図 2-3-A）．
4）単純 X 線像ではシェントン線に注目し，内側上顆の位置を確認する（図 2-3-B）．
5）肘外反位で外力が加わった場合，肘関節後方脱臼に合併して発生することがある．

● 内側側副靱帯損傷

1）手掌を突いて転倒した際の肘外反強制（急性型），または繰り返す投球動作による外反ストレス（慢性型）などにより発生する．
2）圧痛部位は内側上顆遠位端の前方となる．
3）代表的な徒手検査法として，外反ストレステストがある．

● 内側上顆炎

1）前腕屈筋・回内筋群の付着部炎が病態である．
2）野球による障害（野球肘）が代表的であり，繰り返す投球動作（加速期）により肘内側に加わる牽引力が原因となる（外反ストレスが高じると骨軟骨障害を引き起こし，内側上顆の骨端線離開を生じた場合が内側型野球肘であり，リトルリーガー肘とも呼ばれている）．
3）内側上顆部または内側上顆遠位端前方に圧痛を認める．

■ 左上腕骨内側上顆骨折．13 歳，女性　　　　　　　　　　　　　　　　　　　　　（図 2-3）

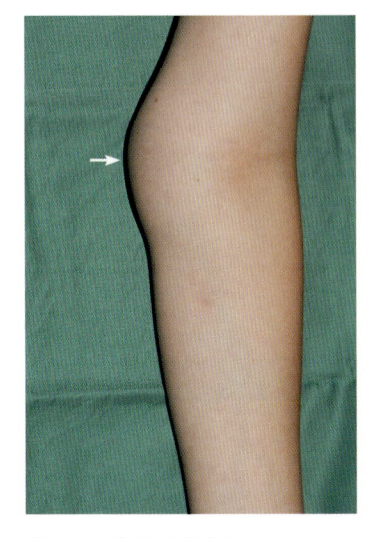

● A：受傷時外観．
肘内側部に著明な腫脹を認める（矢印）．

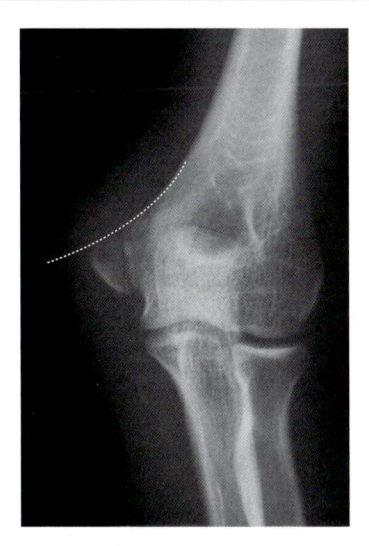

● B：受傷時 X 線像．
シェントン線（点線）の乱れを確認できる．

第2章 肘関節・前腕部

4．上腕骨内顆縁

上腕骨内顆縁を確認する

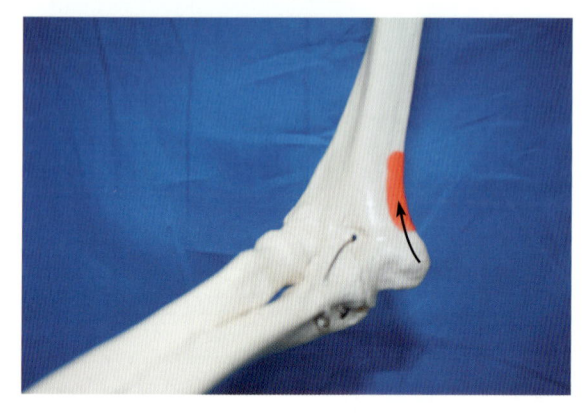

●肘関節屈曲位で上腕骨内側上顆の上方に内顆縁骨稜を触知できる．

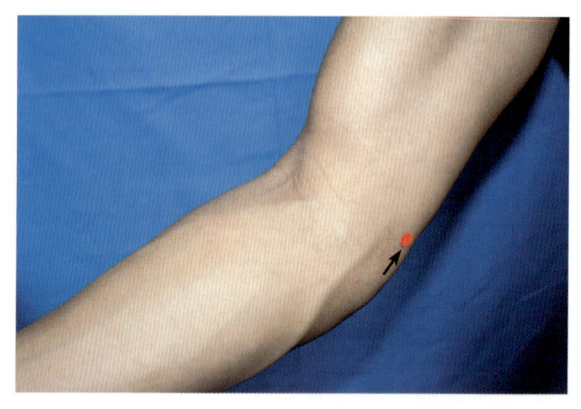

●肘関節屈曲位で内側に内顆縁骨稜を触知でき，円回内筋（上腕頭），尺側手根屈筋が起始する．

上腕骨内側縁に関連する疾患

● 正中神経の絞扼性神経障害

1) 内側上顆より 4〜5 cm 近位の骨稜に小さな骨性隆起（顆上突起）を触れることがある．
2) 顆上突起は人口の 0.7〜2.7％にしかみられないといわれ，稀である[8]．
3) 顆上突起と内側上顆を結ぶストルザー靱帯の間隙で，正中神経が絞扼されることがある．

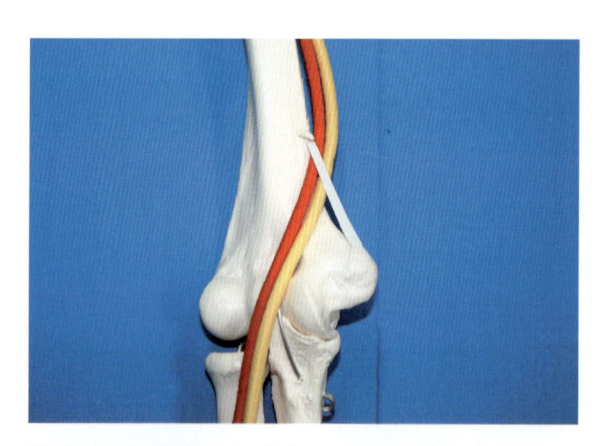

●赤は上腕動脈を，黄色は正中神経を示す．

第2章 肘関節・前腕部

5．尺骨神経

■ 尺骨神経を確認する

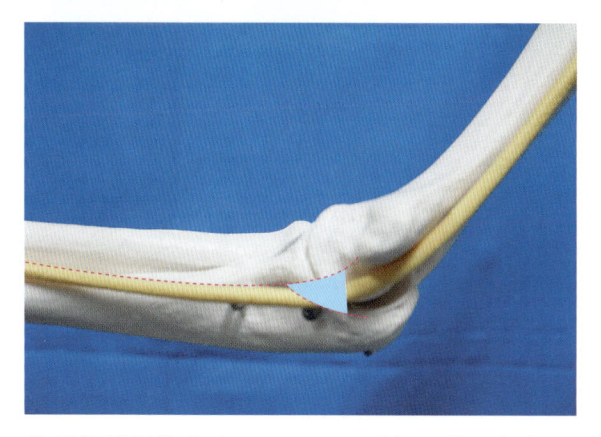

- 尺骨神経溝を底辺に，尺側手根屈筋の起始部となる2頭間（赤点線）に張る弓状靱帯（青部分）を屋根とする肘部管の中を走行する．この神経は肘関節屈曲位で内側上顆と肘頭間に触知できる．

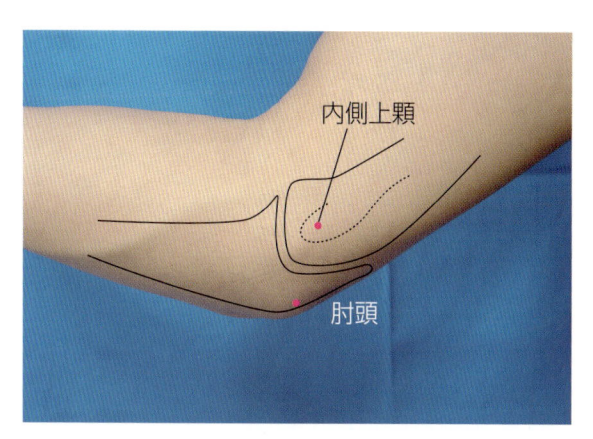

- 肘関節屈曲位で，尺側手根屈筋が起始する内側上顆と肘頭を確認する．指をその間におき左右にずらせると骨性の凹み（溝）とその中に軟性の索状物を触知できる．

■ 尺骨神経に関連する疾患

● 肘部管症候群

1）肘部管とは，尺側手根屈筋（上腕頭起始部：内側上顆，尺骨頭起始部：肘頭）と，その2頭間に張る弓状靱帯によって構成されるトンネルであり，このトンネル内における尺骨神経絞扼障害を肘部管症候群という．
2）原因は，①外傷（骨折，脱臼），②関節症，関節炎，③腫瘍，④外的圧迫，⑤奇形，⑥代謝性疾患など，多岐にわたる．
3）肘部管の圧痛やチネル徴候の有無，尺骨神経の脱臼の有無などを確認する．
4）肘屈伸運動時に雑音を触知することもある．
5）尺骨神経麻痺があれば鷲手変形（第4・5指MP過伸展位，IP屈曲位）が出現し，手背では母・示指間の水かき部分（母指内転筋，第1背側骨間筋）の膨隆がなくなり，凹んでみえる（図2-4）．また，指伸筋腱の間（骨間筋）が凹んでみえる．

5. 尺骨神経

■ 右尺骨神経高位麻痺．83歳，男性　　（図2-4）

- 鷲手変形（第4・5指MP関節過伸展，IP関節軽度屈曲位）を呈しており，骨間筋，特に第1背側骨間筋に筋萎縮が強く観察される（矢印）．

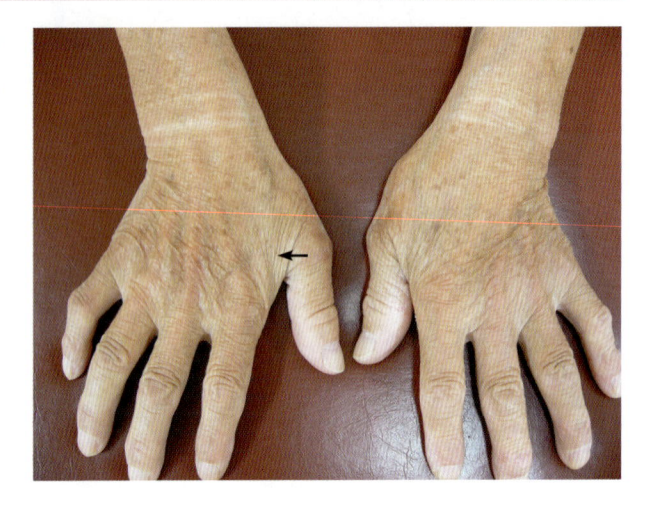

クリニカルポイント④　　涙のしずく徴候（tear drop sign）―前骨間神経麻痺―

- 正中神経の分枝である前骨間神経の麻痺による変形である．長母指屈筋と深指屈筋（示指，中指）が麻痺を起こすため，母指の指節間関節と示指の遠位指節間関節の屈曲が不能となって，母指と示指で円を作ることができなくなった特異的な肢位（涙のしずく）をいう．一般的に知覚障害はみられない．

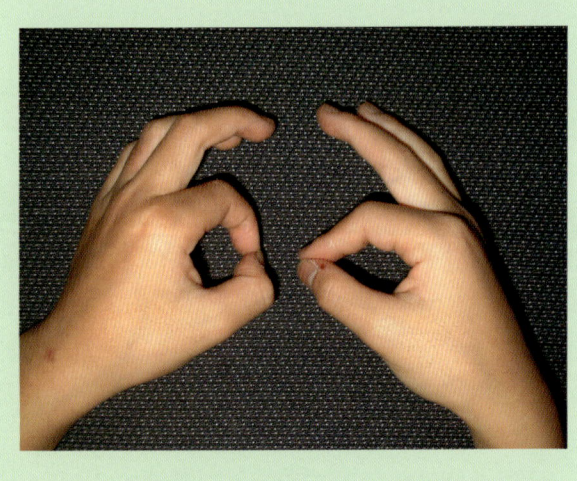

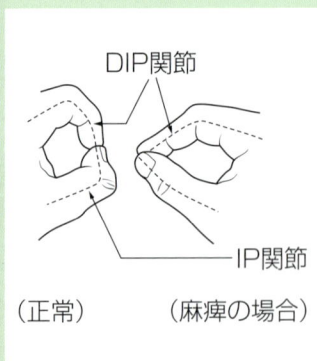

第2章　肘関節・前腕部
6．ヒューター線・ヒューター三角

■ ヒューター線・ヒューター三角を確認する

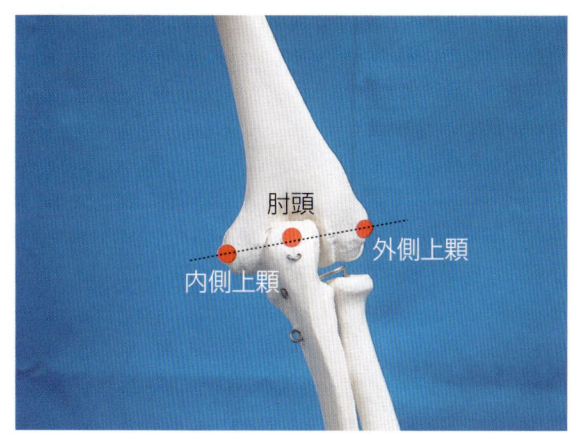

● 肘関節完全伸展位とし，後方よりみる．正常の場合，内側上顆，外側上顆，肘頭の3部位は一直線上に存在する（ヒューター線）．

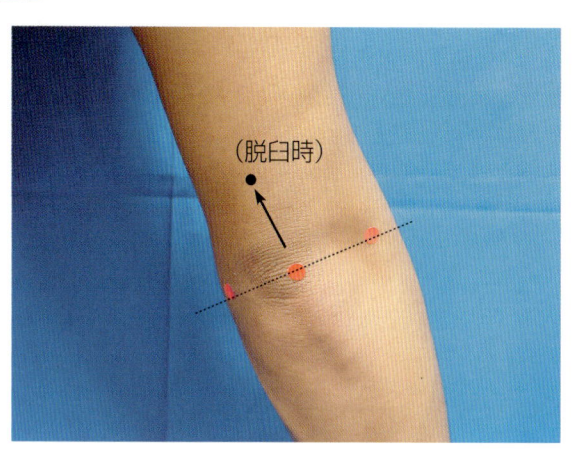

● 肘関節完全伸展位とし，後方よりみる．内側上顆，外側上顆，肘頭を確認する．正常の場合，3部位は一直線上に位置し，脱臼時は肘頭高位となる．

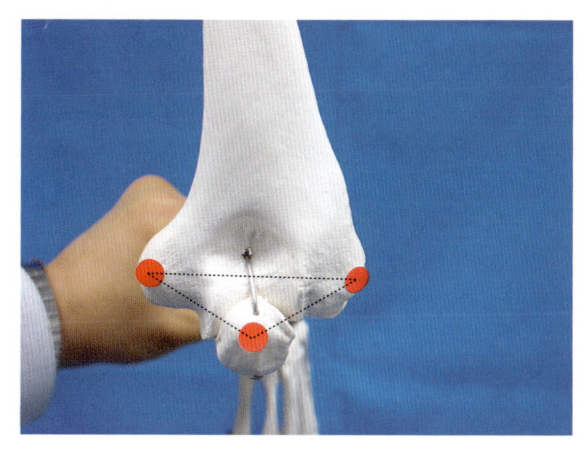

● 肘関節90°屈曲位とし，後方よりみる．正常の場合，内側上顆，外側上顆，肘頭は肘頭を頂点とする二等辺三角形を形成する（ヒューター三角）．

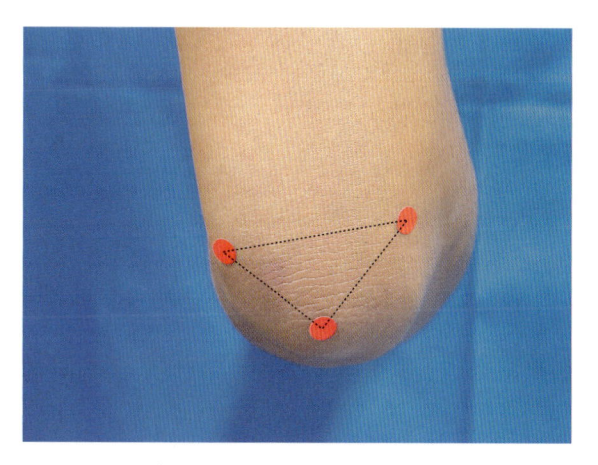

● 肘関節90°屈曲位とし，後方よりみる．内側上顆，外側上顆，肘頭を確認する．
脱臼等では二等辺三角形は乱れ，乱れが生じない顆上骨折との鑑別に有用となる．

6．ヒューター線・ヒューター三角

■ ヒューター線，ヒューター三角に関連する疾患

● 上腕骨顆上骨折と肘関節後方脱臼との鑑別

1）上腕骨顆上骨折（伸展型）（図 2-5-A）と肘関節後方脱臼（図 2-5-B）では，外観が類似するため鑑別が必要である．
2）上腕骨顆上骨折（伸展型）では，ヒューター線・ヒューター三角ともに正常である．
3）肘関節後方脱臼では，ヒューター線・ヒューター三角ともに位置関係が乱れる（図 2-6）．

表 2　上腕骨顆上骨折（伸展型）と肘関節後方脱臼の鑑別ポイント

	上腕骨顆上骨折（伸展型）	肘関節後方脱臼
好発年齢	幼少年	青壮年
腫脹	速やかに出現	漸次出現
他動運動により	異常可動性	弾発性抵抗
ヒューター線	正常	肘頭高位
ヒューター三角	正常	乱れる
上腕長	短縮	正常

■ A：左上腕骨顆上骨折（伸展型）．13 歳, 女性　■ B：左肘関節後方脱臼．21 歳, 男性　（図 2-5）

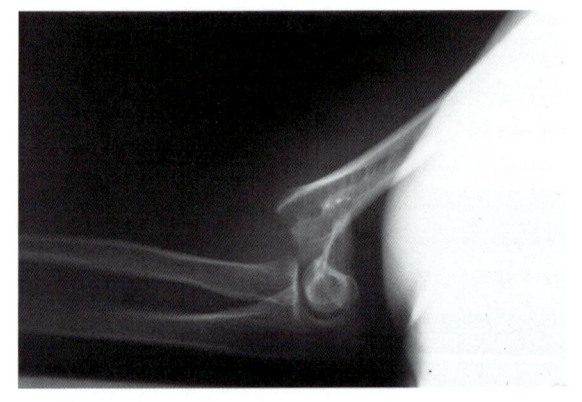

● A：単純 X 線側面像における上腕骨顆上骨折（伸展型）であり，小児では最も多い骨折である．十分な整復を行わないと内反肘を残す．

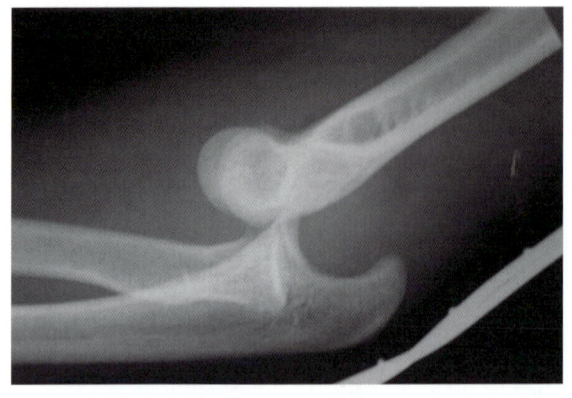

● B：単純 X 線側面像から肘関節後方脱臼が判断できる．鉤状突起骨折はないと考えられる．

■ 左肘関節後方脱臼外観．67 歳, 男性　（図 2-6）

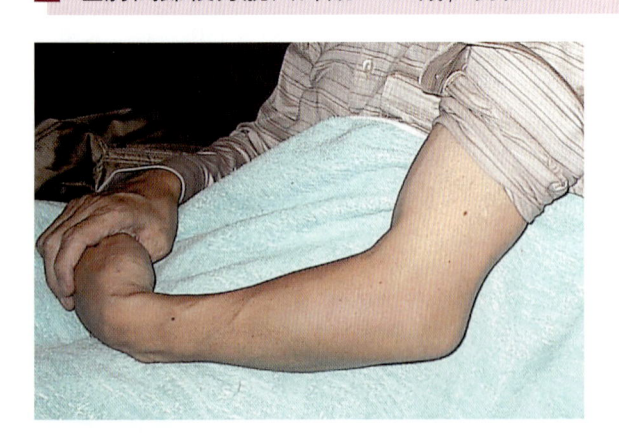

● A：肘関節後方脱臼の外観を示す．肘頭部が後方に突出しているため，上腕骨顆上骨折と外観が類似する．

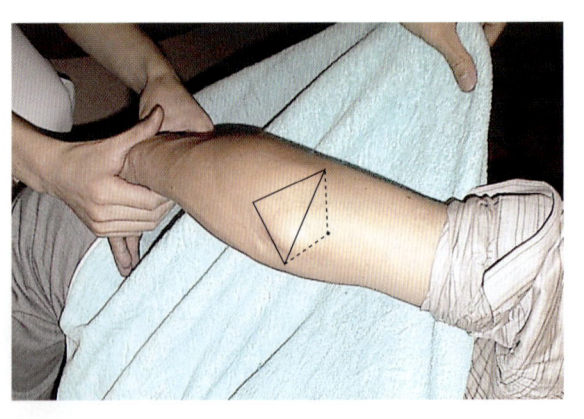

● B：肘関節後方脱臼の外観を示す．肘頭高位により，ヒューター三角は乱れている．（実線：正常の場合，破線：脱臼による）

第2章　肘関節・前腕部

クリニカルポイント⑤　下垂指変形

● 橈骨神経が回外筋を貫通後に運動枝に分かれて後骨間神経（橈骨神経の深枝：運動枝）と名称を変える．後骨間神経の麻痺による変形として指の下垂がみられる．後骨間神経は総指伸筋，小指伸筋，尺側手根伸筋，長母指外転筋，短母指伸筋を支配するため，その支配下の筋が運動麻痺を呈する．一般的に知覚障害はみられない．定型的な場合，手関節を伸展させると橈屈し，手指はMP関節で伸展不能となる．母指ではさらに外転が不能となる．

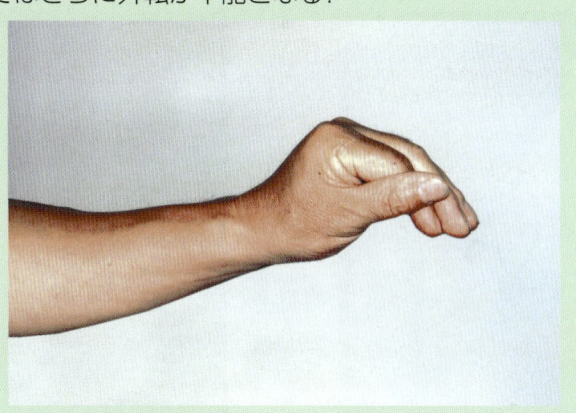

クリニカルポイント⑥　急性塑性変形

● 小児の長管骨，とくに前腕骨や腓骨に長軸方向の強い圧迫力が加わり，骨幹部に弯曲変形が生じたもの．これはX線像で発見されにくいことから，一般的には稀な疾患と考えられている．病態は明らかに微小骨折であるが，骨膜損傷がないため骨膜性の仮骨形成がみられない．したがって，学童期では小児の骨折であってもリモデリングは期待できない．

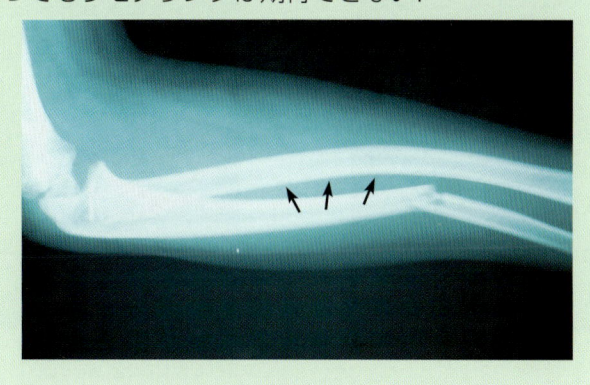

エキスパートへの道⑥　フォルクマン拘縮

● 肘部の外傷後，主要血管の阻血性循環障害によって前腕屈筋群に発生する急性コンパートメント症候群であり，結果として筋の麻痺と手指拘縮をもたらす．上腕骨顆上骨折後に発生するものが最も多い．
● 早期診断として，阻血症状（5P徴候：①疼痛，②知覚異常，③蒼白，④脈拍消失，⑤麻痺）の有無が重要である．中でも疼痛が最も問題となり，鎮静剤でも抑えられない強い痛みが特徴的である．とくに手指屈筋を伸展させたときに誘発できる前腕屈側部の強い疼痛は診断的価値がある．

■ 第2章 肘関節・前腕部

7. 肘　頭

■ 肘頭を確認する

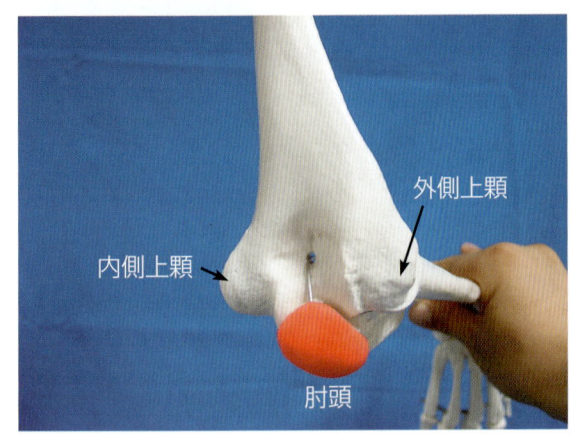

● 肘関節90°屈曲位で後方よりみる．
尺骨背側面を近位に移動すると尺骨近位端に肘頭を触知できる．

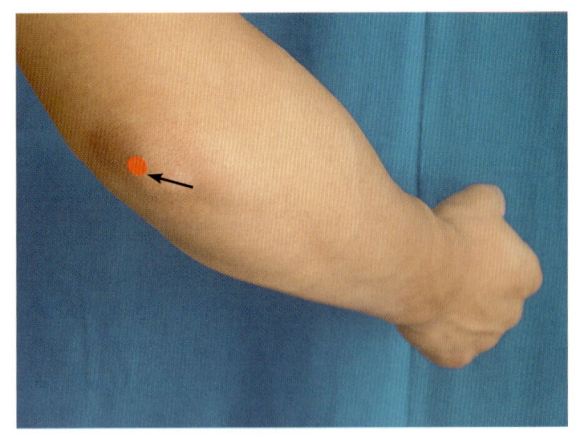

● 肘関節90°屈曲位で後方よりみる．
尺骨の背側の近位端において最もとがった骨の突出部である．

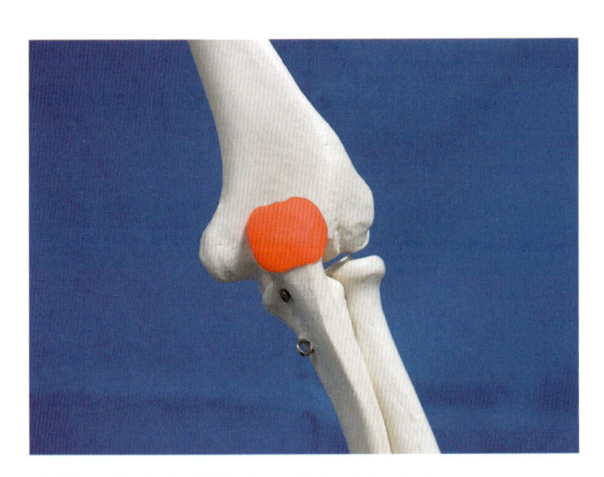

● 肘関節完全伸展位で後方よりみる．
外側上顆，内側上顆との位置関係を確認し，肘頭の輪郭を理解する．

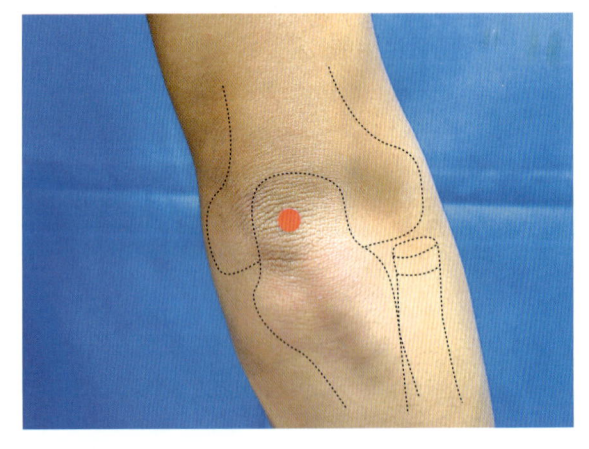

● 肘関節完全伸展位で後方よりみる．
外側上顆，内側上顆，肘頭の骨突出部を十分に触知し，近辺の凹凸から左図の骨形態が頭に浮かぶようにする．

■ 肘頭に関連する疾患

● 肘頭骨折

1）成人に発生することが多く，ほとんどが関節内骨折である．
2）単純な転倒による肘頭部の直達外力での発生が多い．
3）投球動作など，上腕三頭筋腱の急激な牽引力により裂離骨折が起こることもある．
4）肘後面（伸筋側）に著明な腫脹が出現する（図2-7-A）．
5）骨片転位高度な場合，近位骨片の後上方突出変形を認め（図2-7-C），陥凹を触知することができる．
6）肘伸展機構（上腕三頭筋腱膜，肘頭骨膜，皮下肘頭滑液包）に異常がなければ，重力に抗して肘関節を伸展することができる．

■ A，B：肘頭骨折外観．59歳，女性　■ C：転位高度な肘頭骨折．76歳，女性　（図2-7）

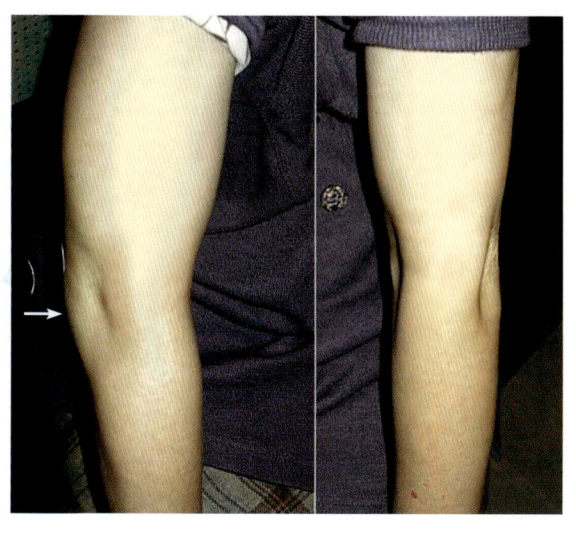

A．（患側）　B．（健側）

C．（単純X線側面像）

● A：患側肘を側方からみる．腫脹は肘関節後面を中心に出現する（矢印）．
● B：健側肘を側方からみる．

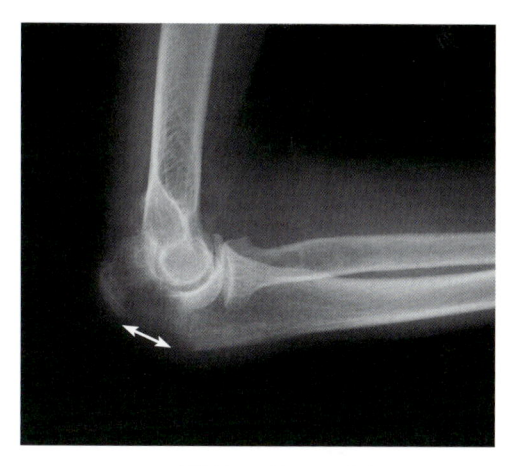

● C：肘頭が上腕三頭筋に牽引されて後上方に大きく転位している（矢印）．骨折部には陥凹を触知できる．

■第2章　肘関節・前腕部

8. 橈骨頭

■ 橈骨頭を確認する

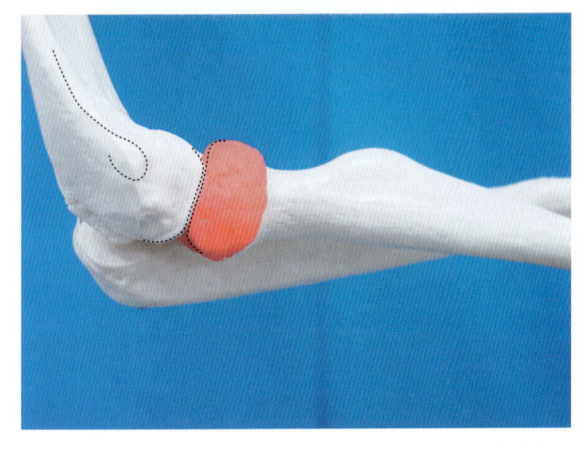

● 肘関節90°屈曲位で外側からみる．上腕骨外側上顆のすぐ遠位（指1横指程度）に指をすべらすと骨の隆起（橈骨頭）を触れる．その間の間隙が腕橈関節である．

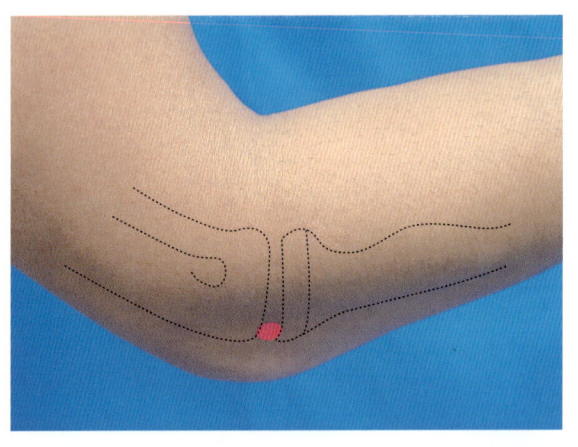

● 肘関節90°屈曲位で外側からみる．上腕骨外側上顆の遠位で触知した橈骨頭は，円筒形の隆起物として確認できる．

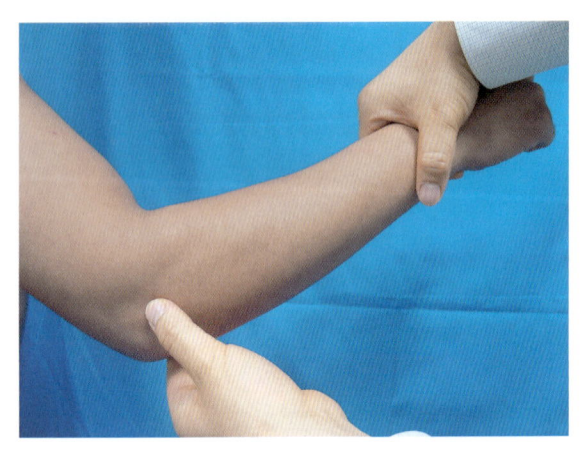

● 肘関節屈曲位で橈骨頭に指をおき肘を屈曲・伸展，あるいは前腕を回内・回外するとより容易に判断できる．

■ 橈骨頭に関連する疾患

● 橈骨頭骨折

1）腕橈関節間の圧迫外力などの介達外力で発生することが多い．
2）橈骨頭部および前腕近位部に腫脹をみるが，関節内骨折のため外観上は比較的目立たない（図2-8-A）．
3）骨折部の限局性圧痛，橈骨長軸方向からの介達痛，前腕の回旋運動時に疼痛が著明となる．
4）骨折時，肘は外反位を呈する（図2-8-B）．
5）上腕骨小頭骨折や肘関節脱臼を合併することもある．

● 肘内障

1）肘内障は橈骨頭が輪状靭帯から逸脱したもの（亜脱臼）であり，乳幼児に発生する．
2）患児の上肢は下垂しており，前腕は回内位を呈している．
3）腕橈関節部に圧痛があるが，腫脹はなく，単純X線像でも異常は認められない．
4）徒手整復の際，わずかな整復音を逃さないことが重要である．

■ A：橈骨頭骨折外観．34歳，女性　　■ B：右橈骨頭骨折．64歳，女性　　（図2-8）

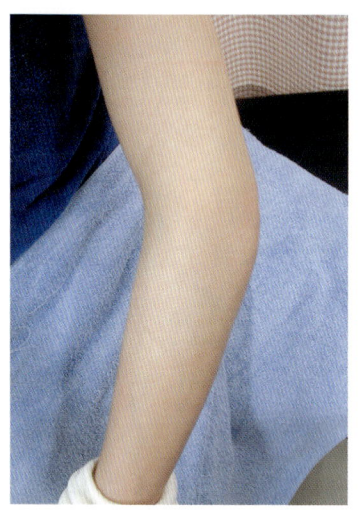

● A：関節内骨折のため腫脹はあまり目立たない．
● B：肘部は外反変形を呈している． 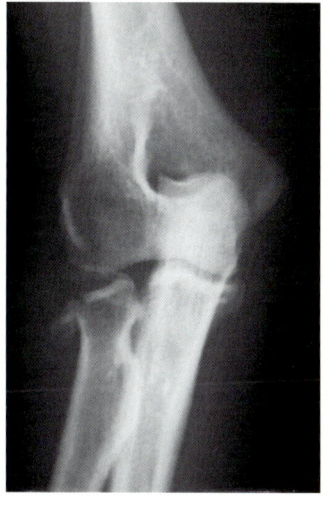

クリニカルポイント⑤　下垂指変形→p49

8. 橈骨頭

エキスパートへの道⑦　離断性骨軟骨炎

- 関節軟骨に加わる剪断ストレスにより，軟骨下骨に分離を生じ，ついには骨軟骨片が関節内に遊離・脱落する疾患である．
- 発育期のスポーツ障害としてよく知られ，上腕骨小頭や大腿骨内側顆に好発する．症状としては関節の運動痛が主であり，腫脹，関節液の貯留なども起こる．関節遊離体となればロッキングが発生する．

右上腕骨小頭の離断性骨軟骨炎．13歳，男性

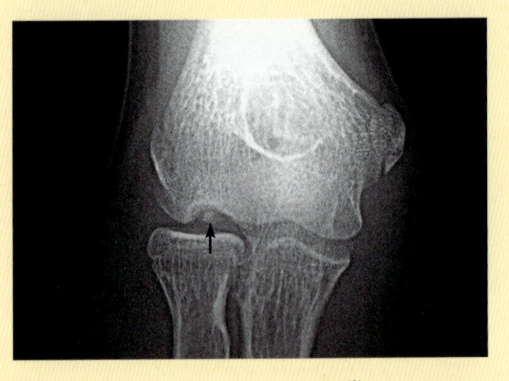

● A：タンジェンシャル撮影※
軟骨下骨より離断した骨軟骨片を認める（矢印）．

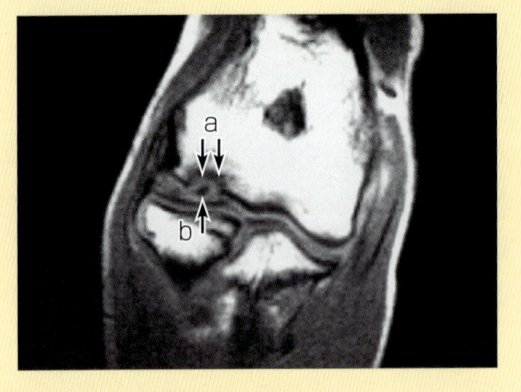

● B：T1強調冠状断像
小頭部の骨軟骨欠損を認め（a），離断した骨軟骨片を同定できる（b）．

※ タンジェンシャル撮影（tangential view）とは，上腕骨小頭の離断性骨軟骨炎に対するX線撮影の方法．肘関節45°屈曲位で前腕をカセッテにつけてX線を垂直に入射する前後像で，上腕骨小頭が上腕骨軸に対して前方に45°傾いていることを考慮したものである．

クリニカルポイント⑥　急性塑性変形→p49

第3章　手関節・手部

1. 橈骨茎状突起

■ 橈骨茎状突起を確認する

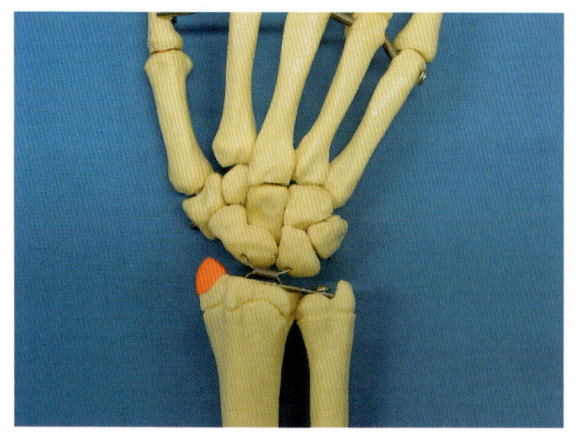

- 前腕回内位として手背より橈骨茎状突起をみる．
  橈骨遠位端の橈側面にみられる骨隆起を触知する．

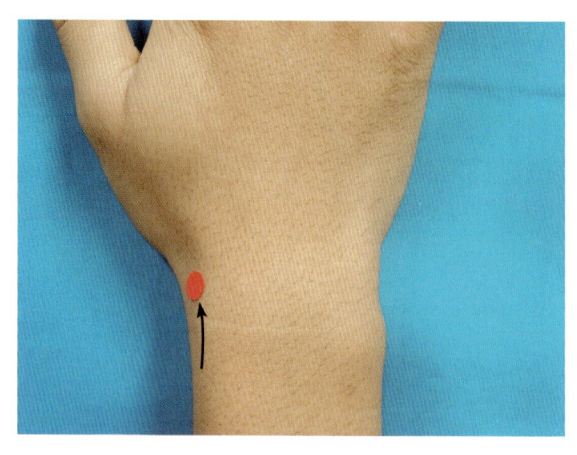

- 前腕回内位として手背より橈骨遠位端の橈側を触知する．骨隆起には腕橈骨筋が停止する．

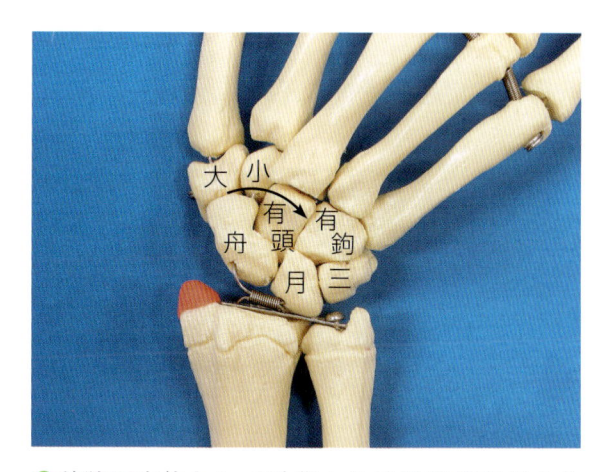

- 前腕回内位として手背より橈骨茎状突起をみる．
  橈骨茎状突起は手関節を軽度尺屈すると触知しやすくなる．

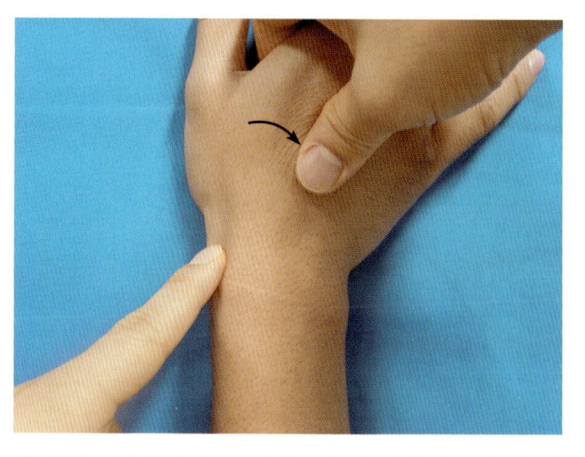

- 前腕回内位として手背より橈骨茎状突起を確認する．
  手関節の尺屈以外に，分廻し運動によって橈骨遠位端の確認が容易になる．

1. 橈骨茎状突起

■ 橈骨茎状突起に関連する疾患

● ショウファー骨折

1）橈骨茎状突起骨折のことであり，関節内骨折である（図3-1）．
2）転倒時，手関節が急激な力で尺屈あるいは橈屈を強制された場合や，前腕に急激な回外を強制された場合に発生する．
3）橈骨茎状突起部に著明な限局性圧痛と腫脹を認める．
4）舟状骨骨折を合併することもあるので，スナッフボックス部（p 57 参照）の圧痛も確認する．
5）橈側側副靱帯を緊張させることにより整復位が得られることが多い．

● ド・ケルバン病

1）橈骨茎状突起直上での伸筋腱第1区画（長母指外転筋腱，短母指伸筋腱）における狭窄性腱鞘炎である．
2）女性に好発し，多くの場合オーバーユースが発症の背景にある．
3）橈骨茎状突起部の限局性圧痛，腫脹，運動痛（母指の伸展や外転）を認める．
4）誘発テストとして，フィンケルスタインテストが有用である．
5）長母指外転筋腱が複数腱であればあるほど，また短母指伸筋腱との間に隔壁が存在する場合などに罹患しやすく難治性といえる．

■ 左前腕両骨遠位端部骨折．51歳，男性　　　　（図3-1）

バイクで転倒し受傷する．橈骨茎状突起（矢印）と尺骨茎状突起に骨折を認める．

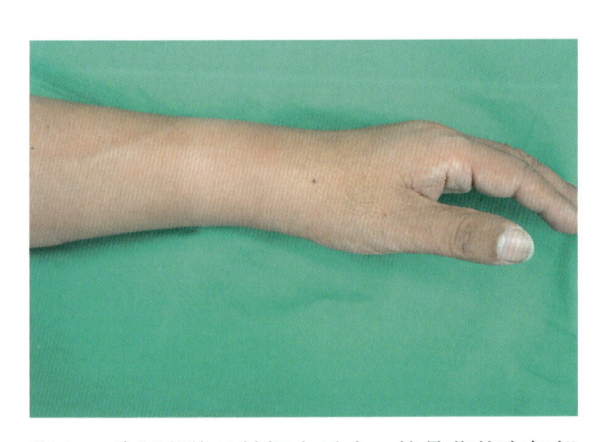

● A：受傷直後の外観を示す．橈骨茎状突起部に限局した腫脹を認める．受傷直後であるため，腫脹が手指部にまで至っていない．

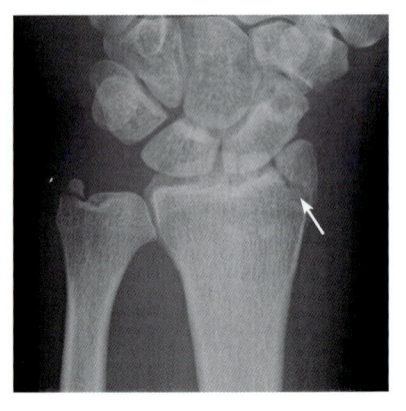

● B：単純X線像で橈骨茎状突起の骨折（ショウファー骨折）と尺骨茎状突起骨折を認める．

クリニカルポイント⑦　フォーク状変形とスコップ様（鋤型）変形→p58

第3章　手関節・手部

2. スナッフボックス（舟状骨）

■ スナッフボックスを確認する

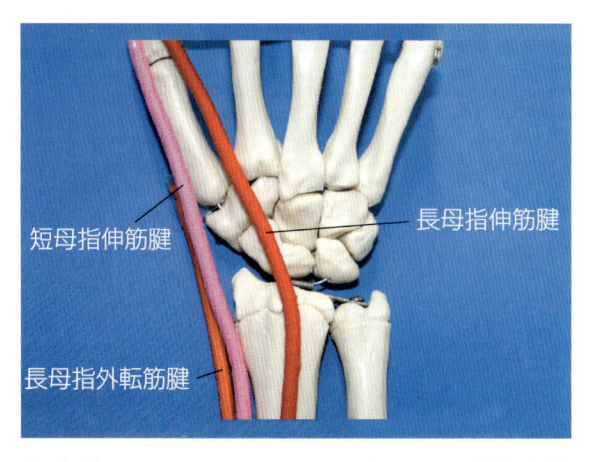

（図：短母指伸筋腱、長母指伸筋腱、長母指外転筋腱）

- 手背からスナッフボックスをみる．伸筋支帯の直下で第1区画（長母指外転筋・短母指伸筋腱）と第3区画（長母指伸筋腱）の間に陥凹が形成される（スナッフボックス）．この直下に舟状骨を触知できる．

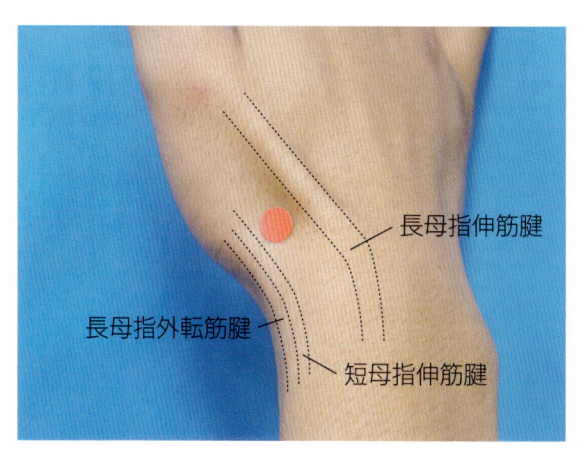

（図：長母指伸筋腱、長母指外転筋腱、短母指伸筋腱）

- 母指の伸展によって手背橈側に2つの腱を確認できる．上方が長母指伸筋腱，下方が短母指伸筋腱であり，この間をスナッフボックスと呼ぶ．直下に舟状骨を触れることができる．

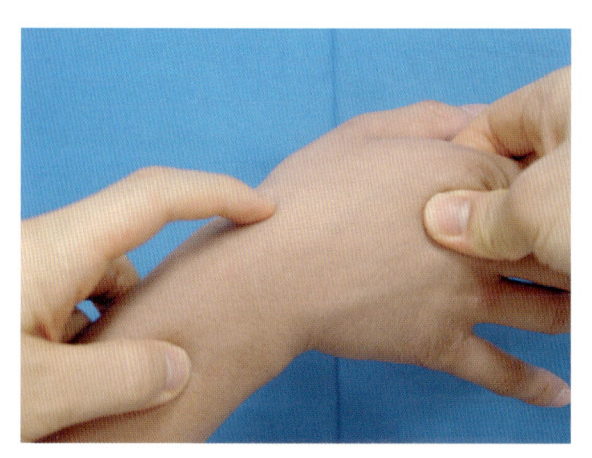

- スナッフボックスに指をおき，手関節を尺屈すると中から舟状骨が浮き出てくるように感じられる．

2. スナップボックス（舟状骨）

■ スナップボックスに関連する疾患

● 舟状骨骨折

1）手根骨骨折中，最も頻度が高い．
2）青壮年期に多く発生する．
3）手関節伸展位で手掌を突いた際に発生する．
4）手関節が橈屈していれば舟状骨遠位の骨折が，尺屈するにしたがい近位の骨折が発生しやすくなる．
5）飛んできたボールを手で捕球した際に発生することもある．
6）一般的に骨折を疑わせるような腫脹はなく，捻挫との鑑別は困難である（図3-2-A）．
7）スナップボックス部や舟状骨結節に限局性圧痛を認め，母指，示指からの軸圧痛を確認する．
8）近位骨片は無腐性骨壊死（阻血性骨壊死）に陥りやすい．
9）早期に適切な治療を施さないと高率で偽関節となる（図3-2-B）．

■ A．左舟状骨骨折外観．13歳，男性　　■ B．左舟状骨骨折偽関節．18歳，男性　　（図3-2）

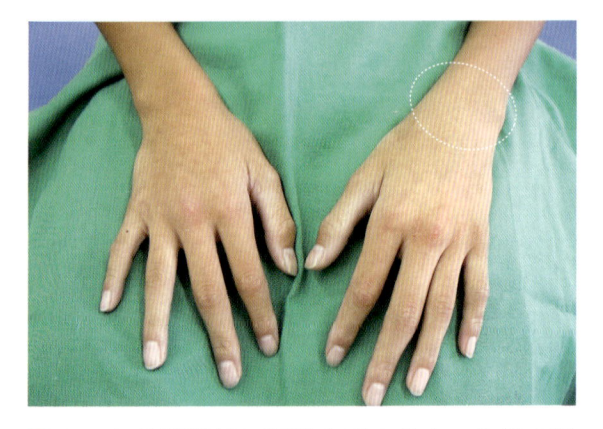

● A：左手関節部に腫脹を認めるも，骨折を疑うような著明なものではない．

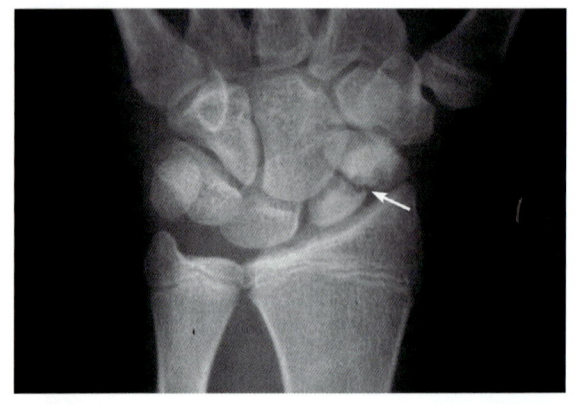

● B：ラグビーによって受傷するも約6カ月間放置された．舟状骨の中央1/3（腰部）での骨折であり，明らかな偽関節を形成している（矢印）．

クリニカルポイント⑦　　フォーク状変形とスコップ様（鋤型）変形

● コーレス骨折では遠位骨片が背側に短縮転位するため，側面からの外形はフォーク状を呈する．一方，スミス骨折では遠位骨片が掌側に短縮転位するため，側面からはスコップ様（鋤型変形ともいう）の外形を呈する．

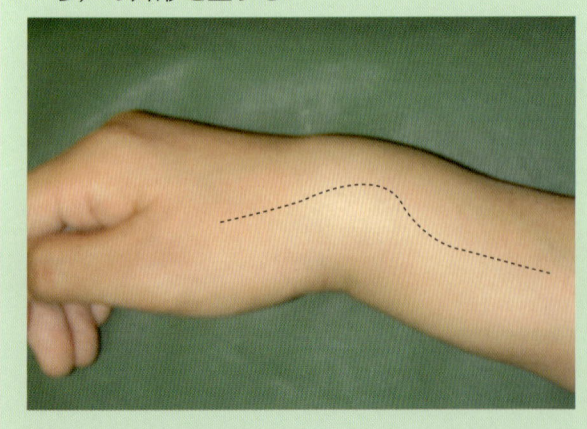

● フォーク状変形

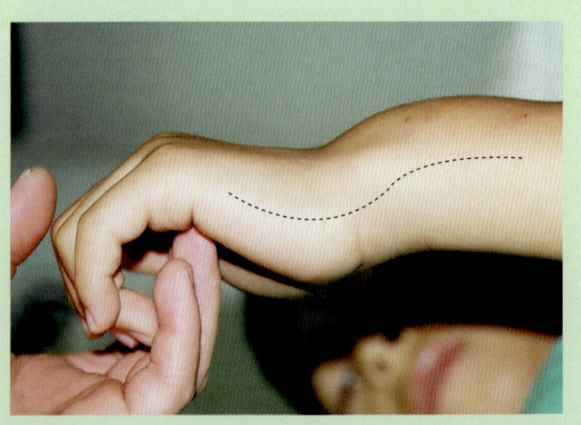

● スコップ様変形

第3章　手関節・手部

3．第1手根中手関節

■ 第1手根中手関節を確認する

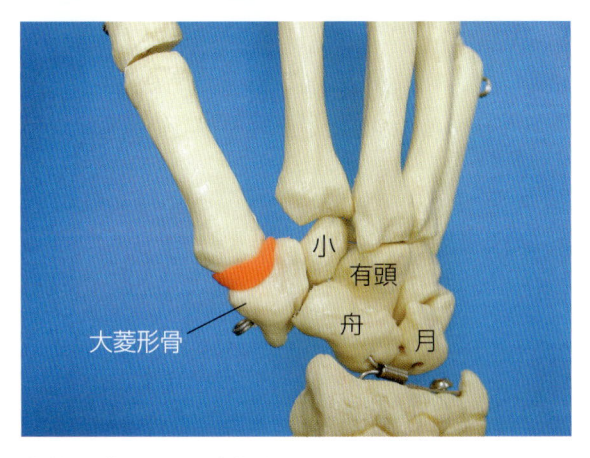

●橈・背側から手背をみる．スナッフボックスの遠位で中手骨底との間に間隙を触知できる．大菱形中手関節ともいう．

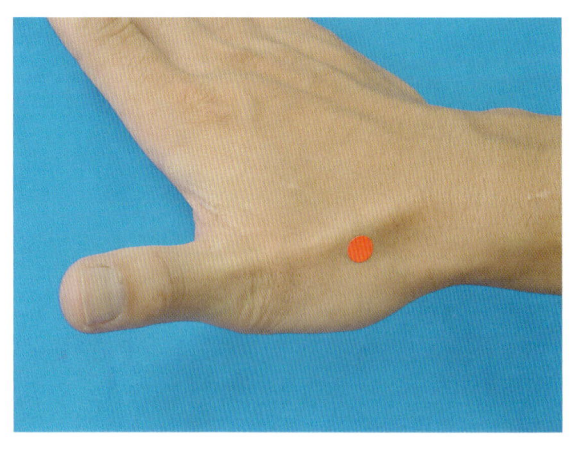

●スナッフボックスの遠位をゆっくり触知する．大菱形中手関節は鞍関節であり，母指の分廻し運動ではこの関節を支点として回転することになる．

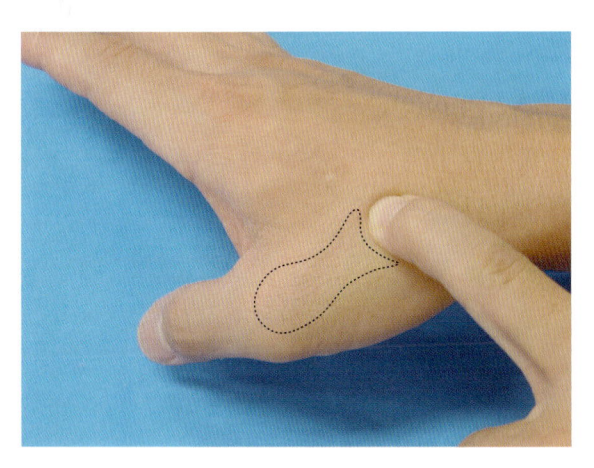

●母指の分廻し運動以外に屈伸運動によっても関節面を確認できる．

3. 第1手根中手関節

■ 第1手根中手関節に関連する疾患

● 第1手根中手関節症

1) 第1手根中手関節に起こる変形性関節症であり, 関節部の疼痛, 運動時痛, 運動制限などを呈する.
2) 単純X線所見として, 関節裂隙の狭小化, 骨棘などが認められる.
3) 対向動作では回旋が加わって関節面が不適合となるため, 疼痛を誘発できる.
4) 関節症の進行に伴い中手骨基部が橈側へ亜脱臼すると, 外見上第1手根中手関節の突出を確認できる (図3-3-A).

● ベネット骨折

1) 第1中手骨基底部掌尺側面の関節面を含む脱臼骨折である (図3-3-B).
2) 関節内骨折であるため解剖学的整復を必要とする.
3) 遠位骨片は長母指外転筋の牽引力により橈側に短縮転位するため, 第1手根中手関節部は突出する.
4) さらに遠位骨片には母指内転筋が作用するため, 母指は屈曲内転変形を呈する.
5) 整復位保持が困難であり, 再転位をきたしやすい.

■ A: 右第1手根中手関節症. 76歳, 男性　■ B: 左ベネット骨折. 19歳, 男性　(図3-3)

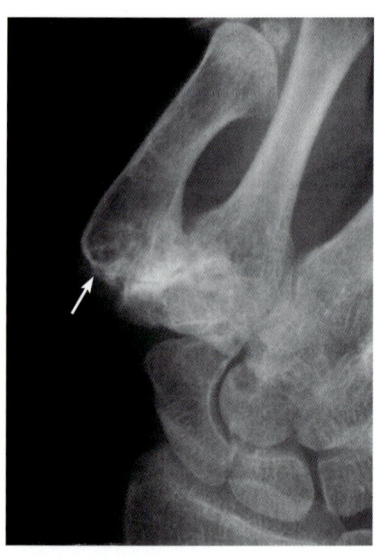

● A: 中手骨の基部が橈側に亜脱臼し, 母指は内転した肢位となっている (矢印).

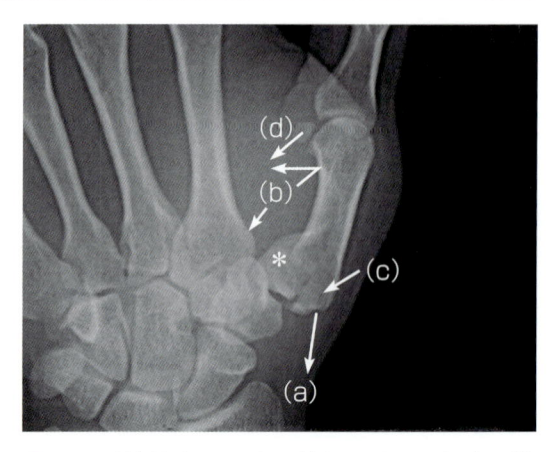

● B: 近位骨片は正常な位置にある (*). 遠位骨片は長母指外転筋 (矢印a) の牽引力により橈側に短縮転位し (矢印c), さらに母指内転筋 (矢印b) の牽引力により内転している (矢印d).

> クリニカルポイント⑨　ベネット骨折とリバース・ベネット骨折→p72

第3章　手関節・手部

4. 大菱形骨

■ 大菱形骨を確認する

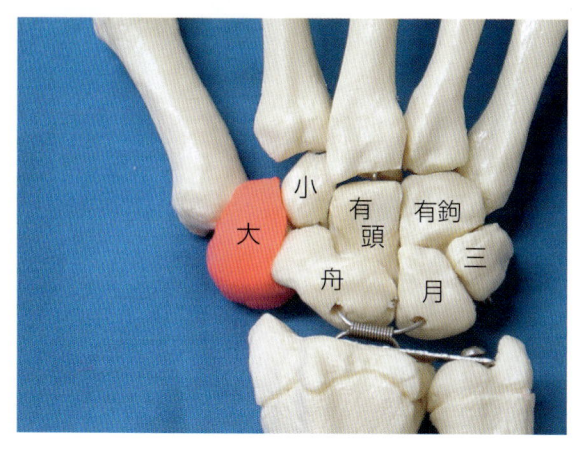

- 手背より大菱形骨をみる．第1手根中手関節の間隙を確認し，舟状骨とこの間隙の間に大菱形骨を触知できる．

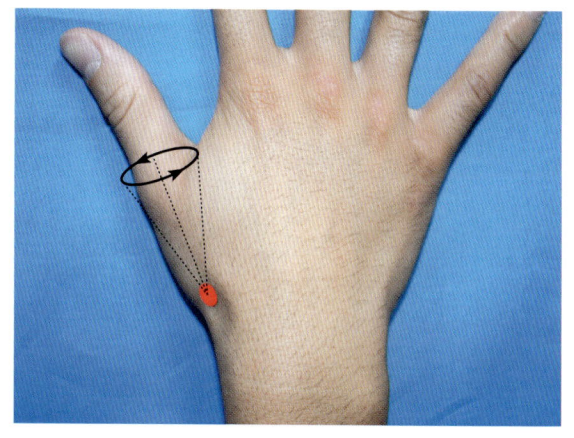

- 手背からみた大菱形骨の位置を示す．大菱形骨はスナッフボックスのすぐ遠位に位置しており，母指の分廻し運動の頂点にあたることを確認する．

■ 大菱形骨に関連する疾患

● 大菱形骨骨折

1) 発生機序として，①舟状骨または橈骨茎状突起との衝突，②母指の長軸方向からの軸圧，③手掌部強打（横アーチ扁平化）により屈筋支帯に牽引力が作用（裂離骨折）する場合などがある．
2) 大菱形骨の限局性圧痛，腫脹が認められ，ピンチ力が低下する．

■ 第3章　手関節・手部

5. 尺骨茎状突起

■ 尺骨茎状突起を確認する

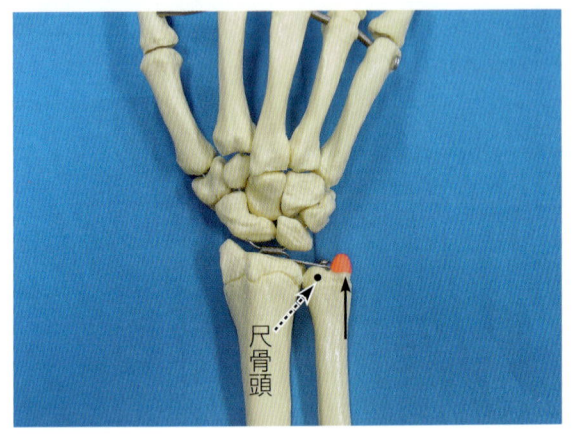

● 手背から尺骨茎状突起をみる．
前腕回内位で尺骨の背側を遠位に移動すると骨の隆起（尺骨頭）を触知できる．その遠位に小さな骨の突起（尺骨茎状突起）を確認できる．

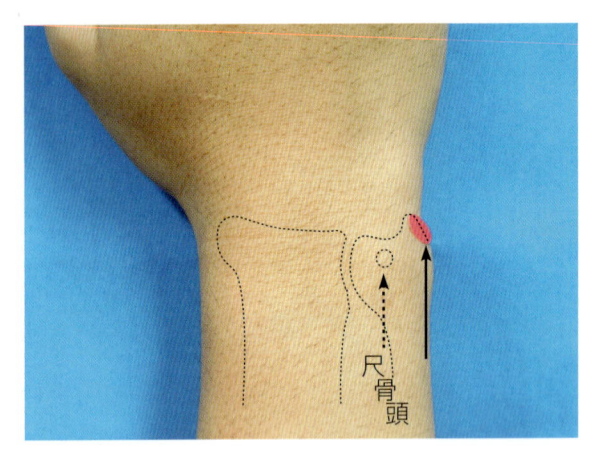

● 手背からみた尺骨茎状突起の位置を示す．前腕回内位で尺骨の尺側遠位端に当たる部位である．

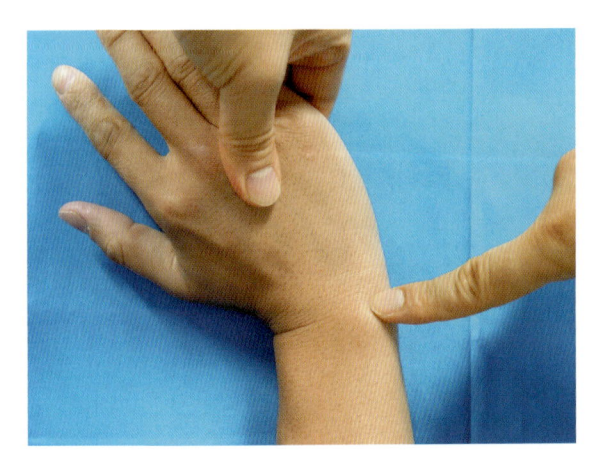

● 尺骨茎状突起は手関節の橈屈によってさらに分かりやすくなる．

■ 尺骨茎状突起に関連する疾患

● 尺骨茎状突起骨折

1）三角線維軟骨複合体（TFCC）を介しての裂離骨折である（図3-4）．
2）橈骨遠位端骨折に合併することが多い．
3）尺骨茎状突起骨折は，①先端部，②中央部，③基部，④骨端にかかる近位部に分類され，基部骨折の頻度が高い．
4）骨折部は線維性癒合となり，偽関節を生じやすい．

■ 前腕両骨遠位端部骨折．59歳，女性　　　　　　　　　　　　　　　　　（図3-4）

● コーレス骨折に尺骨茎状突起骨折を合併している症例である．橈骨の遠位骨片が橈側に転位したため，三角線維軟骨複合体（TFCC）を介して牽引された尺骨茎状突起は橈側に転位している（矢印）．

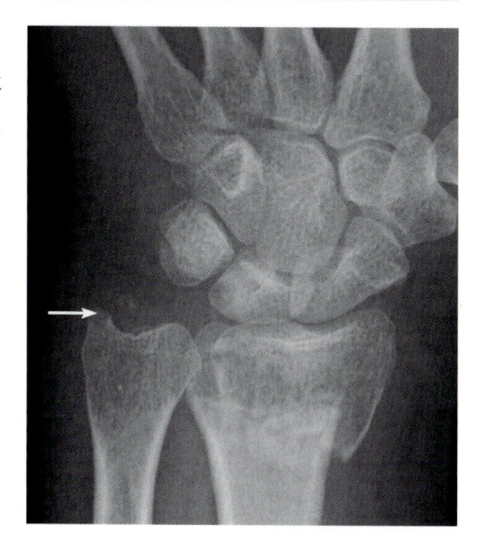

エキスパートへの道⑧　　三角線維軟骨複合体損傷（TFCC）

● TFCCは橈骨の尺側縁から尺骨茎状突起および尺骨小窩に扇状に広がる線維軟骨様組織である．その機能としては遠位橈尺関節の支持機構，尺骨手根骨間における荷重の伝達・吸収・分散などのクッションの役割をしている．TFCCの構成体は三角線維軟骨のほかに，メニスクス類似体，尺側側副靱帯，背側・掌側橈尺靱帯，尺側手根伸筋腱鞘などである．
● 臨床所見として，自発痛は少なく，手関節尺屈時の運動痛（とくに前腕回内・回外時）が多いことが挙げられる．日常生活では，手を突いたとき，ドアのノブを回すとき，風呂の湯を汲むときなどに痛みの訴えが多い．徒手検査法としては，手関節の尺屈を強制しながら前腕を回内あるいは回外する尺骨頭ストレステストが有名である．

クリニカルポイント⑧　　橈骨遠位端部骨折に後遺した遠位橈尺関節背側脱臼→p65

■ 第3章　手関節・手部

6. 三角骨

■ 三角骨を確認する

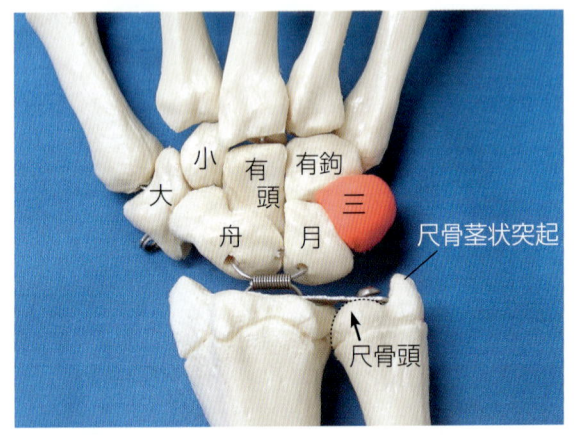

- 手背から三角骨をみる．尺骨頭から約1横指遠位で触知できる．三角骨には尺側（内側）側副靱帯が付着している．

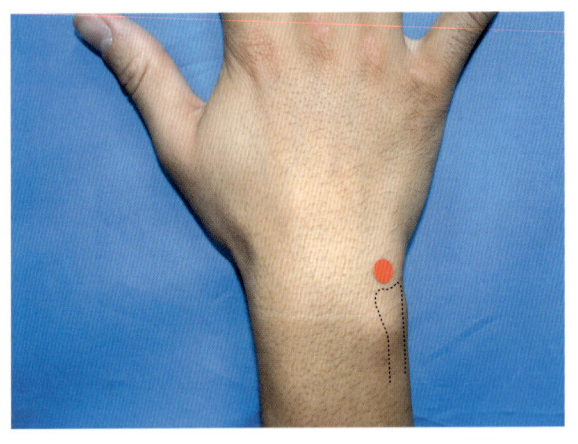

- 手背からみた三角骨の位置を示す．第5中手骨底と尺骨頭間に触知でき，橈骨三角靱帯が背側・掌側で付着している．

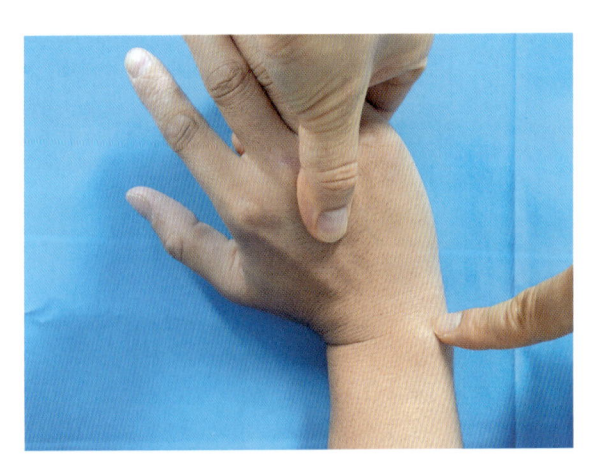

- 手関節を橈屈することで尺骨遠位端に三角骨を容易に確認できる．

■ 三角骨に関連する疾患

● 三角骨骨折

1）手関節過伸展に尺屈が加わった場合，三角骨と尺骨茎状突起が衝突して骨折する（図3-5）．また，背側の橈骨三角靱帯の牽引力によって裂離骨折を生じることもある．
2）転位のある体部骨折では，豆状三角骨関節症を生じる可能性があるため，手術が選択されることが多い．
3）裂離骨折では骨癒合が得られにくい．

■ 右三角骨骨折．23歳，男性 （図3-5）

三角骨体部に骨折を認める（矢印）．手根骨骨折では舟状骨に次ぐ発生率である．手関節の尺屈時に痛みを引き起こすことから，三角線維軟骨複合体との鑑別が必要である．

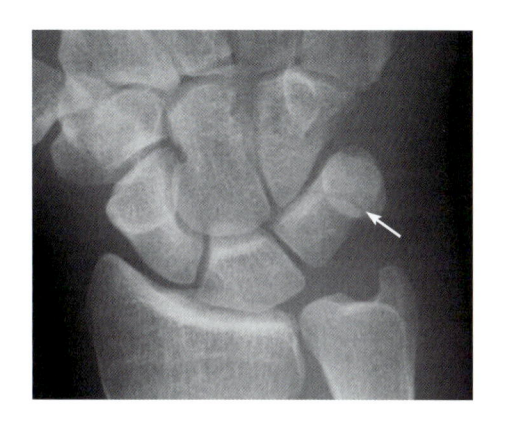

クリニカルポイント⑧　橈骨遠位端部骨折に後遺した遠位橈尺関節背側脱臼

● 遠位橈尺関節脱臼は三角線維軟骨複合体を主とした遠位橈尺関節包，方形回内筋，前腕骨間膜の破綻により発生する．橈骨遠位端骨折に合併した場合，骨折による変形が強く単純X線像では見落とされやすい．

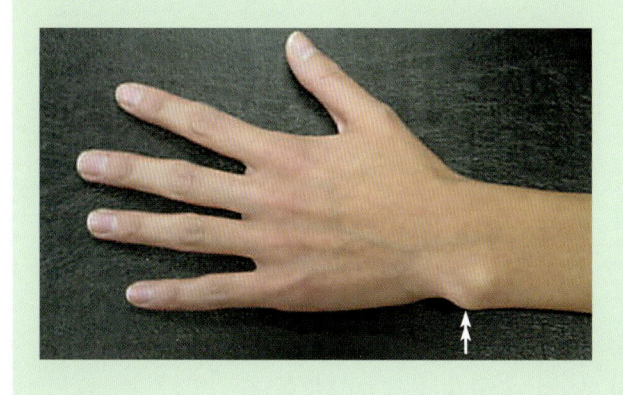

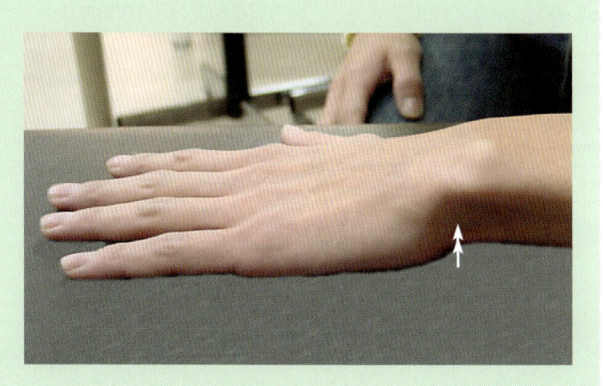

第3章　手関節・手部

7. リスター結節

■ リスター結節を確認する

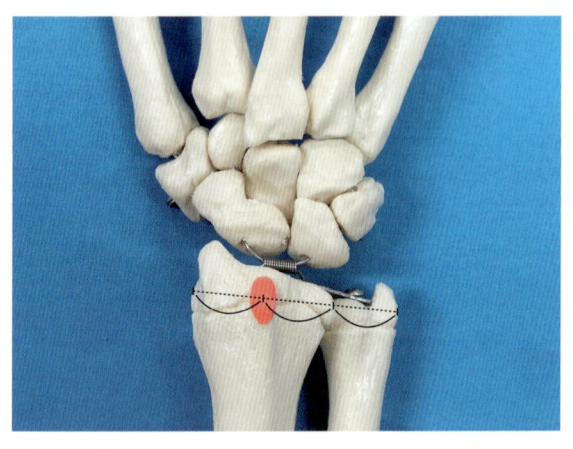

- 手背からリスター結節をみる．手関節背側で尺骨頭レベルの横径を3等分した橈側1/3の部位に縦長の骨隆起を触知できる．

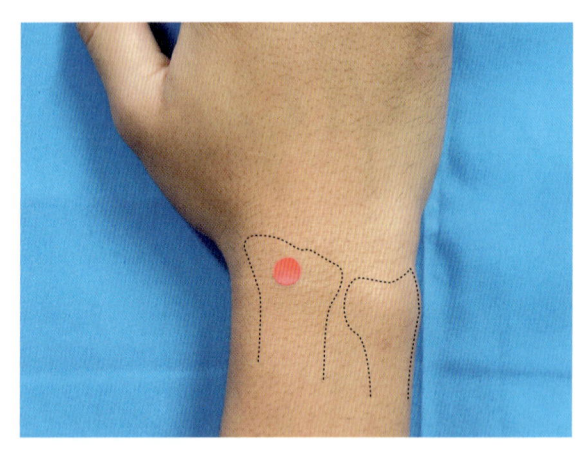

- 手背からみたリスター結節の位置を示す．手関節から1横指近位に骨の隆起を触知できる．

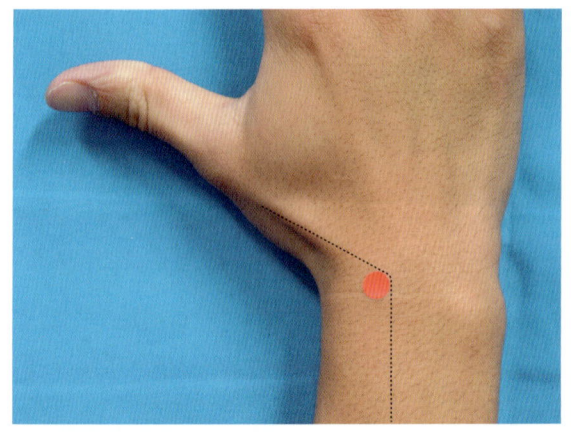

- 母指を完全伸展すると長母指伸筋腱が浮き上がるが，その腱の近位部で急激に角度を変える部位（リスター結節）がある．

■ リスター結節に関連する疾患

● 長母指伸筋腱断裂

1）関節リウマチによる炎症性腱炎・滑膜炎の結果として発生するものが多い．
2）稀であるが，橈骨遠位端骨折による発生もある．
3）骨折による場合，多くは遅発性に起こり，外固定中，あるいは外固定除去後に「母指の伸展ができない」という訴えで気づくことが多い．

■ 第3章　手関節・手部

8. 有頭骨

■ 有頭骨を確認する

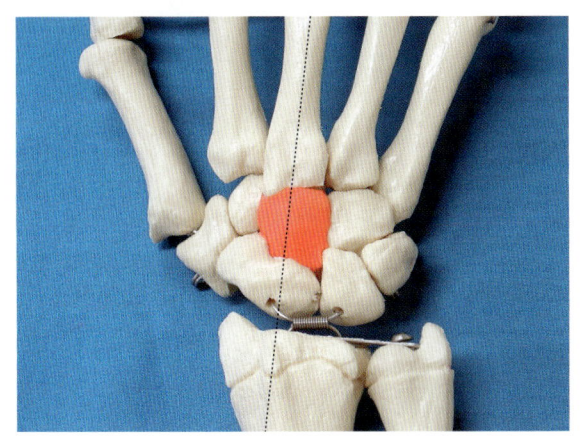

● 手背から有頭骨をみる．
第3中手骨底とリスター結節を結んだ線上に有頭骨は存在し，第3中手骨底直下に有頭骨を触知できる．

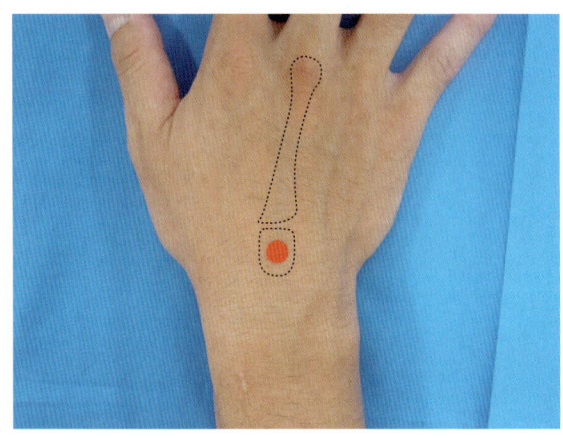

● 手背からみた有頭骨の位置を示す．
有頭骨は第3中手骨と関節をもつが，その可動性は極めて少ない．第3中手骨底との間隙を慎重に確認することが必要である．

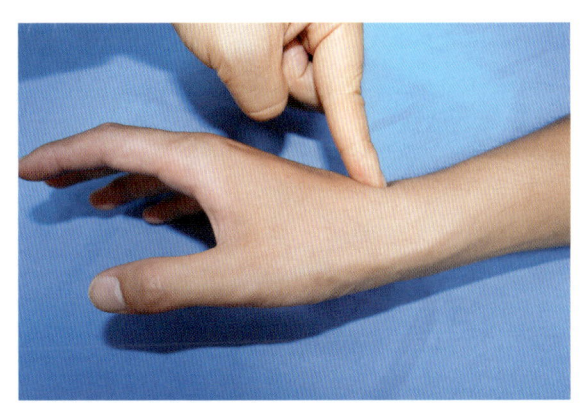

● 関節裂隙に指をおき，指を屈伸すると多少の動きを確認できる．

■ 有頭骨に関連する疾患

● **有頭骨骨折**

1）手関節過伸展位で転倒した場合，舟状骨骨折に続いて有頭骨が骨折する．
2）舟状骨骨折や月状骨周囲脱臼に合併することがある．
3）舟状骨骨折を合併したものは舟状骨有頭骨症候群として知られる．

■ 第3章　手関節・手部

9. 月状骨

■ 月状骨を確認する

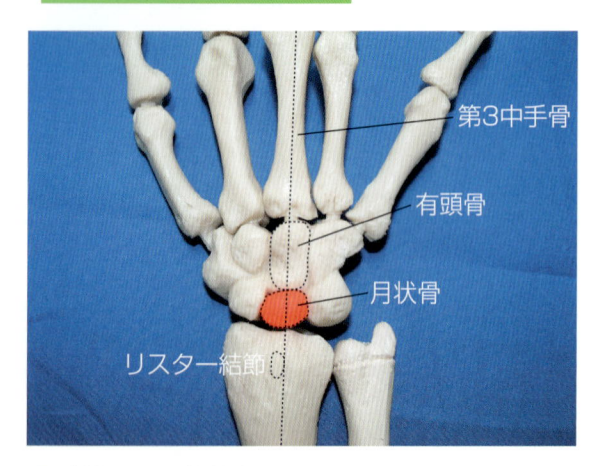

● 手背から月状骨をみる．
第3中手骨底とリスター結節間において遠位に有頭骨，近位に月状骨を確認できる．

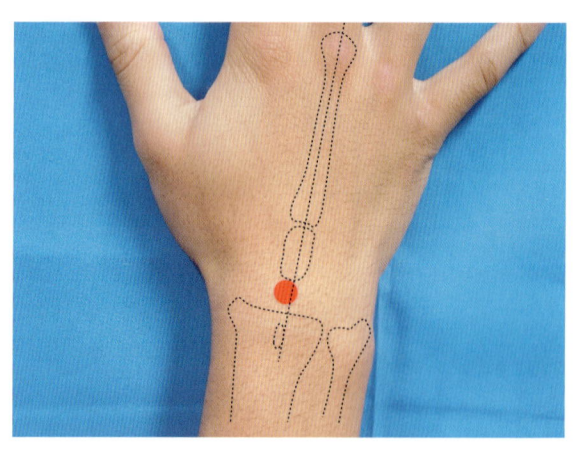

● 手背からみた月状骨の位置を示す．
リスター結節と第3中手骨間のライン上に月状骨を触知できる．特に，陥凹を認める部位が月状骨にあたる．

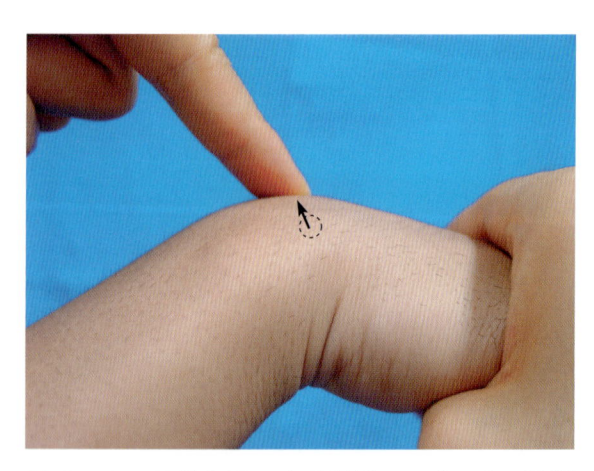

● リスター結節と第3中手骨間のライン上の陥凹に指をおき，手関節掌屈によって月状骨が突出し，背屈によって突出が消失することから容易に判断できる．

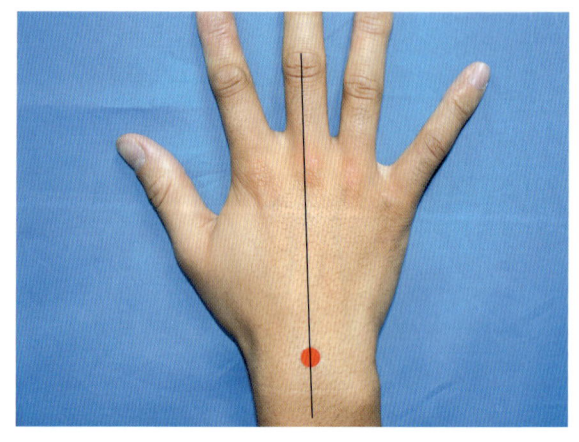

● 第3指のライン上において，近位からリスター結節，月状骨，有頭骨，第3中手骨が並ぶことになる．

■ 月状骨に関連する疾患

● キーンベック病（月状骨軟化症）

1) 月状骨への栄養血管の途絶により起こる無腐性骨壊死である（図3-6）．
2) 手を酷使する大工などの肉体労働従事者に多く，約7割が利き手側に発症する[9]．
3) 男女比は4：1である[9]．
4) 発症年齢は10～50歳代であり，20歳代にピークがある．
5) 手関節の自発痛，運動痛，握力低下および手関節背側で月状骨部に一致して圧痛を認める．
6) 手関節運動制限がある場合，掌屈方向の可動域制限が強いことが多い．

● 月状骨脱臼

1) 手掌をついての転倒（手関節過伸展位）で発生し，その大部分は掌側に脱臼する．
2) 20～50歳代の男性に好発する．
3) 月状骨が掌側に逸脱することにより手根管症候群を合併することがある．また，指屈筋腱も圧排され伸長するため，手指は軽度屈曲位を呈する．
4) 橈骨遠位関節面との関係が消失するため，手根部は尺側に傾く．

■ 右キーンベック病．55歳，男性　　　　　　　　　　　（図3-6）

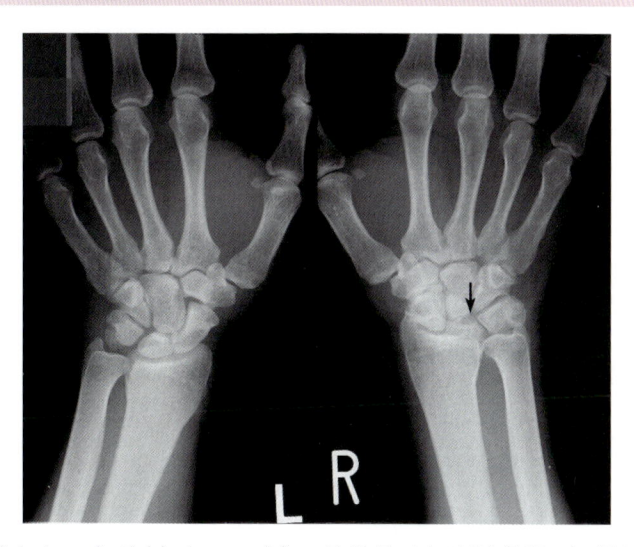

● 左右の比較から，右手(向かって右)の月状骨は無腐性骨壊死（阻血性骨壊死）となり圧潰している（矢印）．繰り返される外力（微小骨折）によって血行障害が生じた結果発生するが，手関節の機能には影響が少ないとされている．

エキスパートへの道⑨　　手根管症候群

- 種々の原因により，手根管内圧が上昇することで正中神経が絞扼される疾患である．一般に中年女性に好発し，男女比はおよそ1：3である．また，左右別では，利き手の多い右側が左側の1.5倍を占める．患者の約1/3が両側性である[7]．
- 自覚症状としては，手掌橈側から1～4指の異常感覚（しびれ感），疼痛である．とくに夜間の異常感覚，疼痛は特異的である．また，母指と示指でのピンチ力低下の訴えも少なくない．
- 徒手検査法としては，ファーレンテストが有名である．その他，駆血帯テスト，手関節背屈テスト，正中神経圧迫テスト，奥津テスト[10]などがある．

■ 第3章　手関節・手部

10. 舟状骨結節

■ 舟状骨結節を確認する

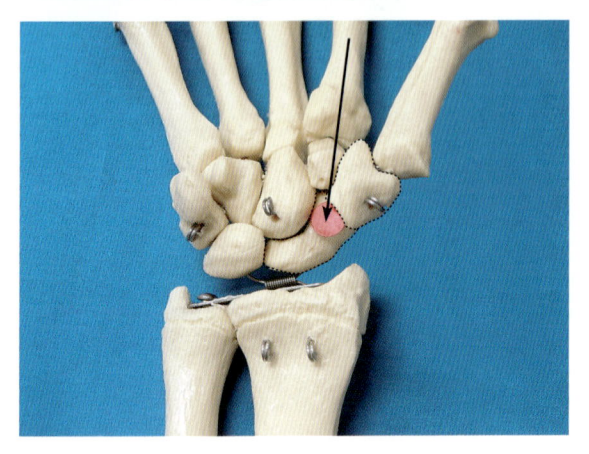

- 手掌から舟状骨結節をみる．指を軽く開くと第2指のライン上に舟状骨が存在しており，さらに母指球の近位端の骨隆起が舟状骨結節であることを確認する．

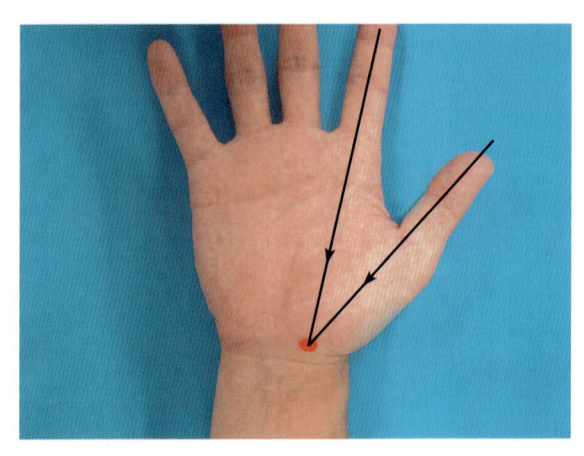

- 手掌からみた舟状骨結節の位置を示す．指を軽く開き，第2指と母指の長軸上の交点に舟状骨結節を触知できる．

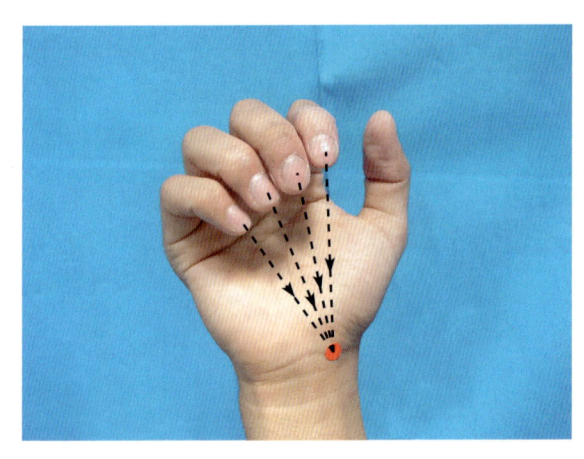

- 手関節を機能的肢位（指を軽度屈曲位）とした場合，第2〜5指の長軸は舟状骨結節に収斂することを理解する．

■ 舟状骨結節に関連する疾患

● **舟状骨骨折**

　スナッフボックスの項（p57）参照のこと．

■ 第3章　手関節・手部

11. 豆状骨

■ 豆状骨を確認する

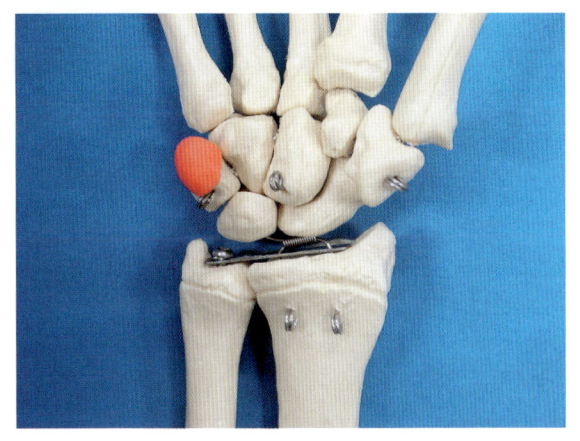

● 手掌から豆状骨をみる．
前腕回外位で，尺骨掌側から遠位に移動し手関節皮線を越えたところに骨の突出部を触知できる．

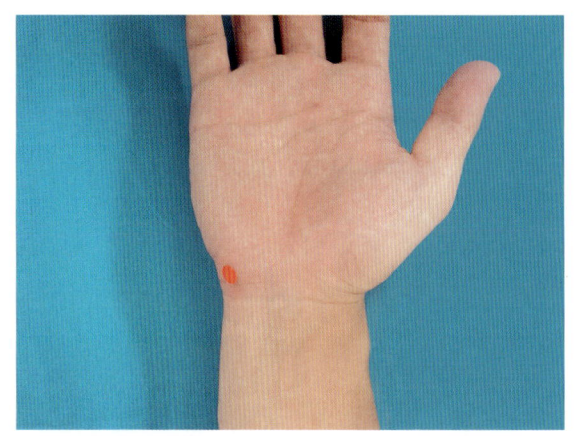

● 手掌からみた豆状骨の位置を示す．
前腕回外位で，手掌面の尺側を指で遠位に移動すると丸い骨の突出を確認できる．
三角骨とは豆状三角骨関節を構成し，豆状骨は独自の関節包を有して三角骨上を移動することができる．

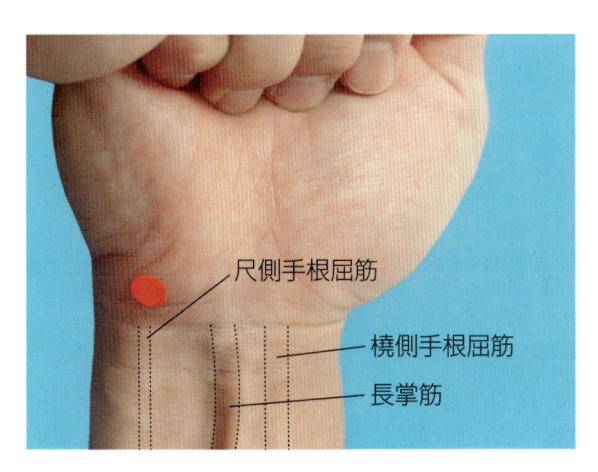

尺側手根屈筋
橈側手根屈筋
長掌筋

● 手関節の掌屈・尺屈に抵抗を加えると，尺側手根屈筋腱が浮き出るが，この腱を遠位方向にたどると豆状骨に行きつく．

11. 豆状骨

■ 豆状骨に関連する疾患

● 豆状骨骨折

1）転倒など，直接強打によるもの（図3-7）と，尺側手根屈筋腱の牽引力による裂離骨折がある．
2）限局性圧痛，腫脹を認め，尺側手根屈筋腱への抵抗負荷試験で疼痛が増強する．
3）転位が残存し，変形性関節症（豆状三角骨関節症）となったものでは，手術が必要となることが多い．
4）偽関節に陥る場合もある．

■ 右豆状骨骨折．78歳，男性　　　　　　　　　　　　　　　　　　　　　　　　　（図3-7）

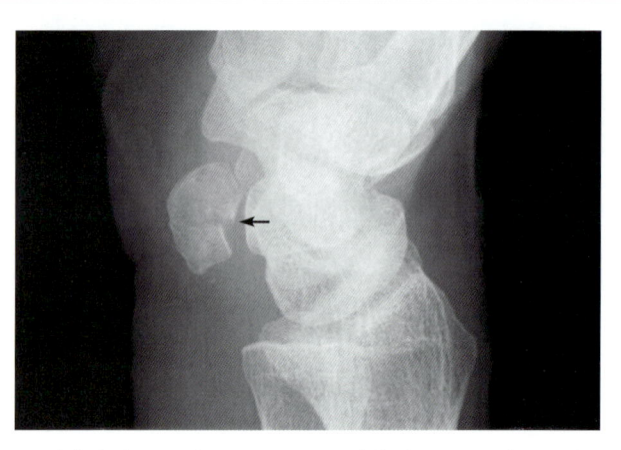

● 手掌を突いて転倒した際に受傷する．中央部に横骨折を認める（矢印）．

クリニカルポイント⑨　ベネット骨折とリバース・ベネット骨折

● 第1手根中手関節の脱臼骨折をベネット（Bennet）骨折という．近位骨片（三角形の小骨片）は正常な位置にあるが，遠位骨片は長母指外転筋の牽引力により橈背側に短縮転位し，さらに母指内転筋の牽引力により内転転位を呈する．一方，第5手根中手関節の脱臼骨折をリバース・ベネット骨折という．

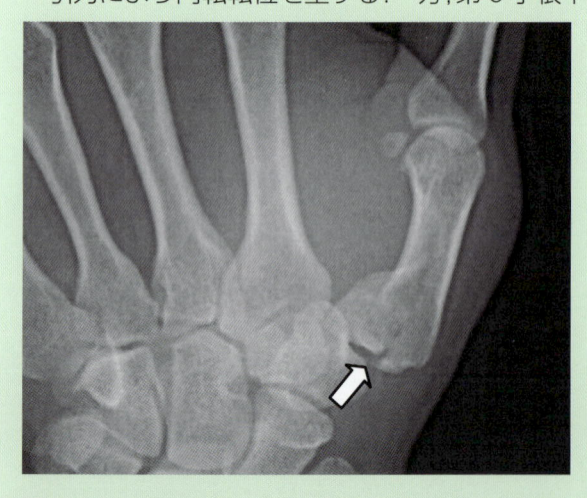

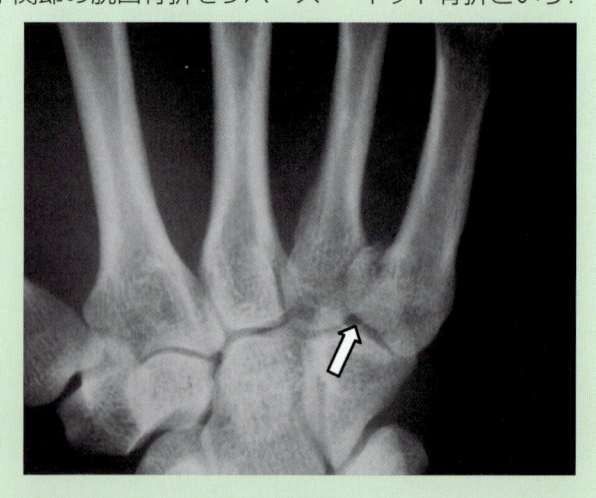

● ベネット骨折　　　　　　　　　　● リバース・ベネット骨折

■ 第3章　手関節・手部

12. 有鉤骨鉤

■ 有鉤骨鉤を確認する

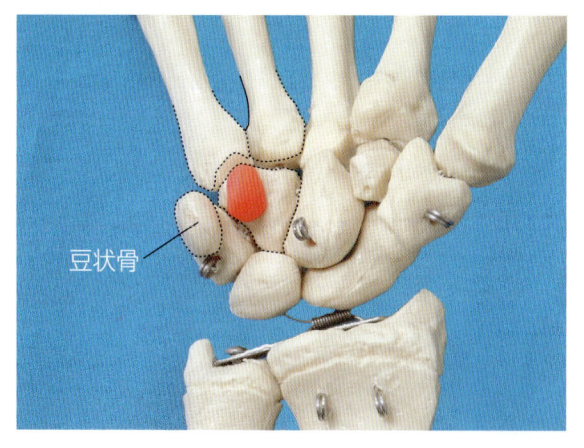

●手掌から有鉤骨鉤をみる．
　有鉤骨は第4・5中手骨と関節をもち，その可動性はきわめて大きい．豆状骨の遠位を注意深く探ると小指球の中に小さな骨の突起を触知できる．

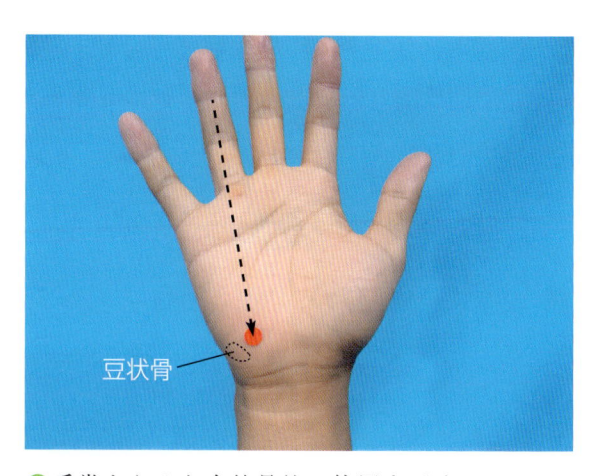

●手掌からみた有鉤骨鉤の位置を示す．
　前腕回外位で，第4指のライン上を近位に移動すると豆状骨に至るまでに有鉤骨鉤の小さな突起を確認できる．

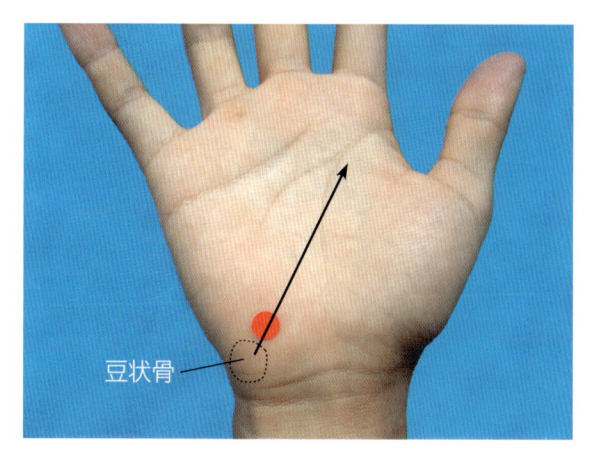

●他の触診法として，豆状骨を触知してから第1指と第2指間部に向かって指を移動させるとすぐに小さな骨の突起を確認できる．

12. 有鈎骨鈎

■ 有鈎骨鈎に関連する疾患

● 有鈎骨鈎骨折

1) 転倒時の直接強打や，ゴルフクラブ，テニスラケット，バットのグリップでの反発力などにより発生する（図3-8）．
2) 見逃されやすく，偽関節となってから発見される場合もある．
3) 小指球部の限局性圧痛，腫脹はもちろん，グリップ痛，手関節尺屈位での小指外転時痛などが判断のポイントである．
4) 尺骨神経管（ギヨン管）症候群（尺骨神経の深枝である運動神経の麻痺を呈す）や小指の深指屈筋腱の断裂を合併することもある．

■ 左有鈎骨鈎骨折．24歳，男性　　　　　　　　　　　　　　　　　　　　　（図3-8）

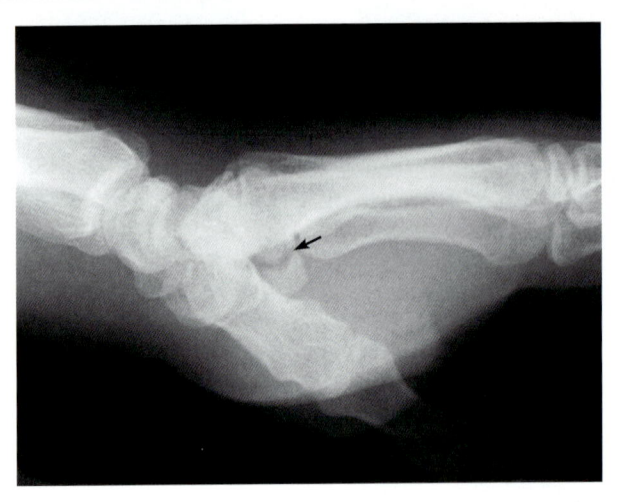

● 稀な骨折といえる．転倒により，手関節伸展位で小指球に直達外力が加わって発生する．X線像では有鈎骨基部に骨折線を認める（矢印）．尺骨神経管（ギヨン管）症候群を合併することがある．

クリニカルポイント⑩　右第5手根中手関節脱臼

● 岩場で転倒した際，先鋭な岩の上に手掌を突き中手骨基底部が背側に押し上げられて受傷する．外見上，第5中手骨基底部の背側突出が確認できる．脱臼骨折（リバース・ベネット骨折）の型となることが多く，単独脱臼はきわめて稀である．その他，パンチ動作や拳を握ったままの転倒などでも起こり得る．

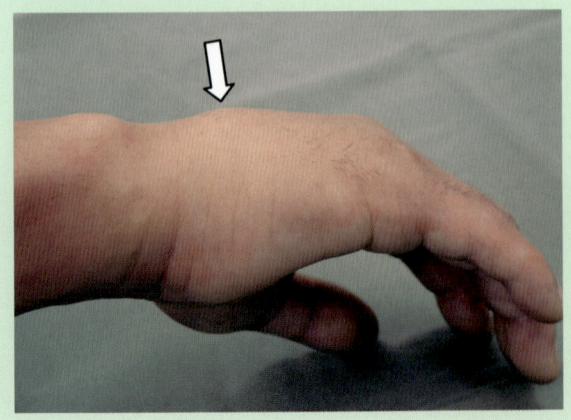

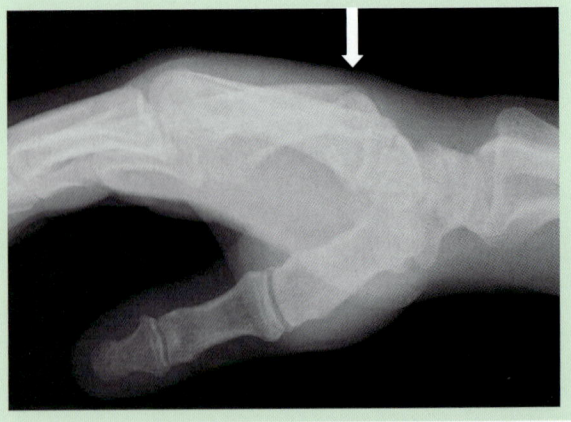

■ 第3章　手関節・手部

13. 中手骨

■ 中手骨を確認する

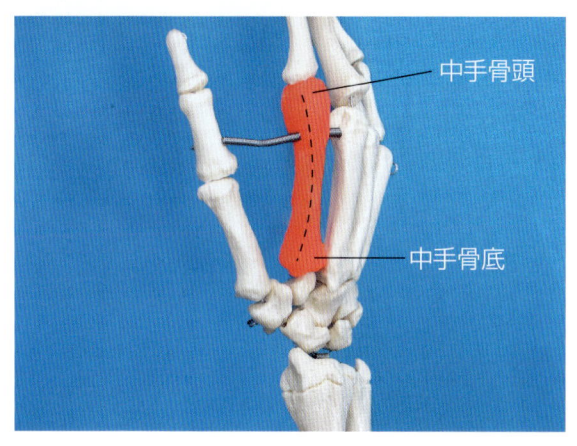

● 第2中手骨を橈側よりみる．
背側に凸のカーブを有しており，近位を中手骨底，遠位を中手骨頭，その間を中手骨の骨幹部と呼ぶ．背側・橈側では皮下の筋肉が少ないため骨の確認が容易である．

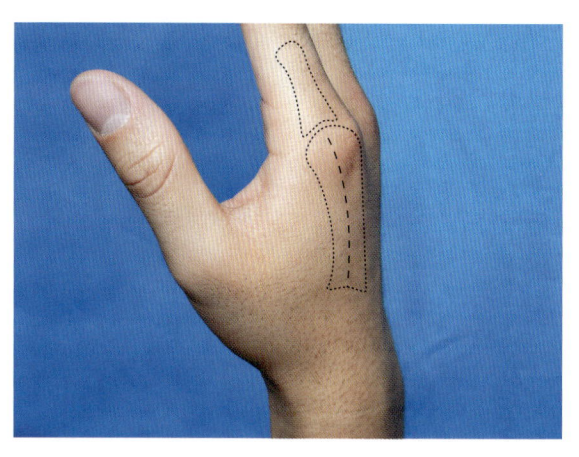

● 第2中手骨を含めて手は横のアーチ，縦のアーチを有しており，背側凸のカーブと中手骨頭が横のアーチを形成することを理解する．

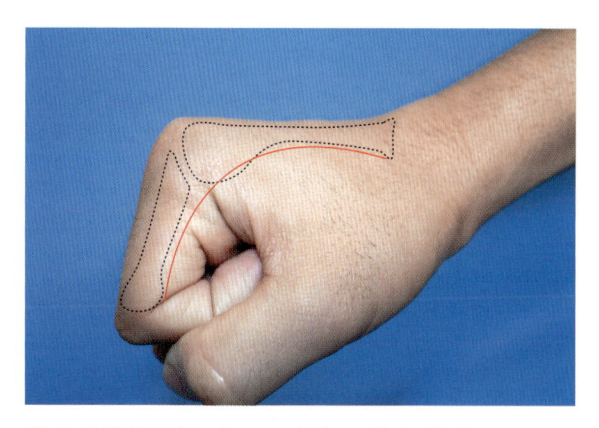

● 中手指節関節（MP関節）の位置を確認するために指を屈曲させる．MP関節の近位を構成する中手骨頭は容易に触知でき，一定のカーブをもってライン上に並ぶ．

13. 中手骨

■ 中手骨に関連する疾患

● 中手骨頸部骨折

1) パンチ動作で発生する骨折の代表的な疾患であり，ボクサー骨折とも呼ばれる．
2) 第4・5中手骨に好発する．
3) 手背部に著明な腫脹が出現する（図3-9-A）．
4) 背側凸変形を呈する（ナックルパートの消失）（図3-9-B）．
5) オーバーラッピングフィンガーを認めることがある．
6) 疼痛による中手指節関節の屈伸障害，とくに中手指節関節の最終伸展が制限される．

● ベネット骨折

第1手根中手関節の項（p60）参照のこと．

■ 右第5中手骨頸部骨折．37歳，男性　　（図3-9）

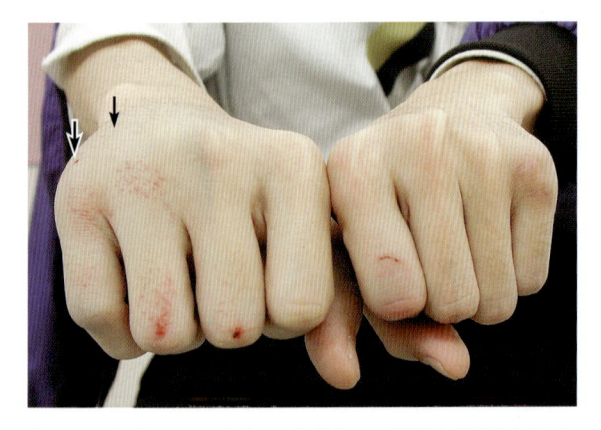

● A：右第5中手骨の手背部に著明な腫脹を認める（矢印）．

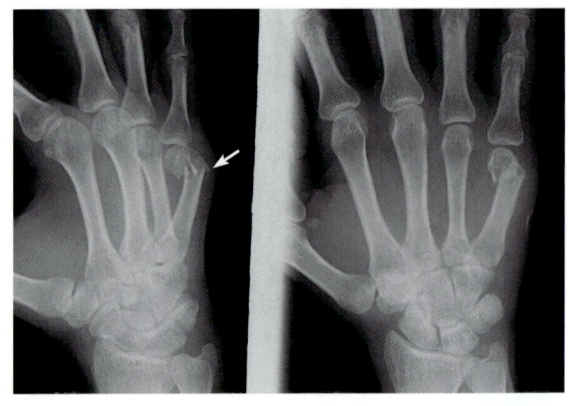

● B：X線像から右第5中手骨頸部に骨折線を認める．遠位骨片は短縮・掌屈して背側凸の定型的な変形を呈する（矢印）．

> クリニカルポイント⑨　　ベネット骨折とリバース・ベネット骨折→p72

> クリニカルポイント⑩　　右第5手根中手関節脱臼→p74

第3章　手関節・手部

14. 指節骨

■ 指節骨を確認する

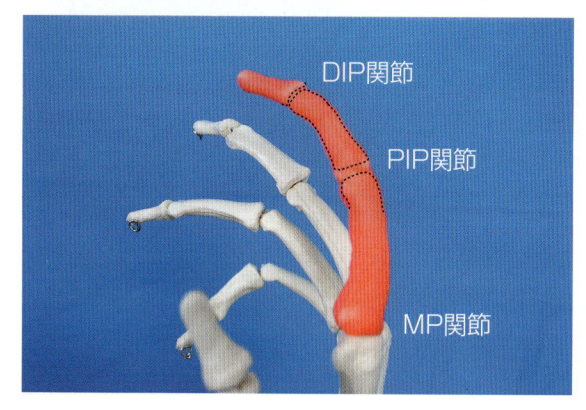

- 近位から基節骨，中節骨，末節骨となる．近位・遠位指節間関節（PIP，DIP 関節），中手指節関節（MP 関節）を屈曲して関節の位置を確認する．

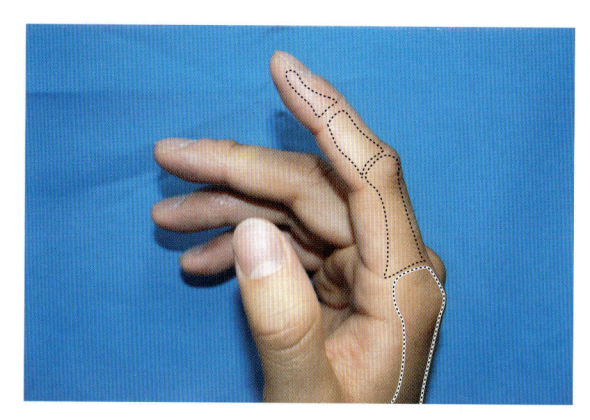

- 指を屈曲すると，明らかな皺が掌方・側方にみられ，指節骨の長さを把握できる．各々に近位側が骨底，遠位側が骨頭となる．

■ 指節骨に関連する疾患

● マレットフィンガー（槌指）

1) 突き指という形で発生するものが多い．
2) 遠位指節間関節の屈曲変形を呈する（図 3-10）．
3) 病態は，伸筋腱付着部の腱断裂（腱性マレットフィンガー）と裂離骨折（骨性マレットフィンガー）に大きく分けられ，小児においては末節骨骨端線離開が含まれる（図 3-11）．
4) スタック（Stack HG）の 3 型分類[11]では，I，II 型は原則的に保存療法の適応となり，III 型は観血療法の適応である．

● 指節間関節脱臼

1) 過伸展強制による背側脱臼が多い（図 3-12）．
2) 母指に起こることはまずない．
3) 明らかな脱臼を生じるには，側副靭帯，副靭帯，掌側板のうち，2 つ以上が断裂する必要がある．

14. 指節骨

■ 右第3指マレットフィンガー．30歳，男性　　　（図 3-10）

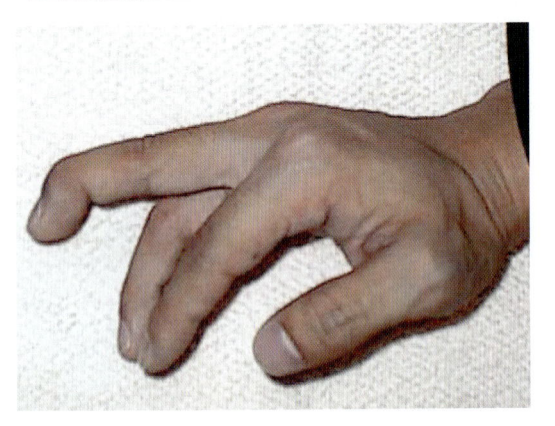

● A：第3指マレットフィンガーの外観を示す．遠位指節間関節は屈曲変形を呈す．

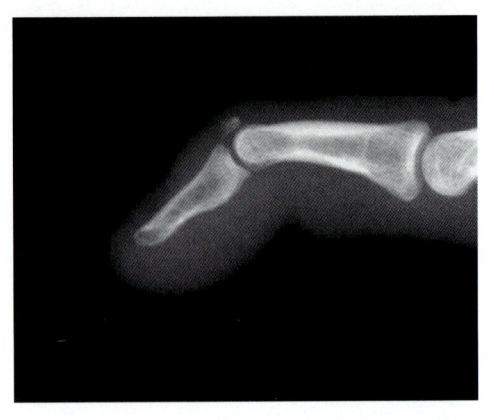

● B：左の症例の単純X線像である．末節骨背側に骨片を認めるが，遠位骨片の掌側亜脱臼はない．

■ 左末節骨骨端線離開．9歳，男性　　　（図 3-11）

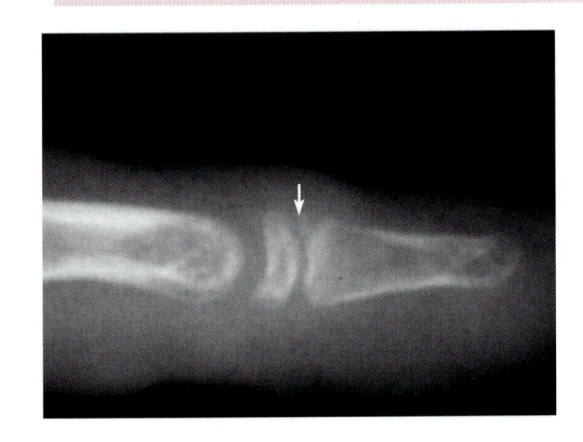

● ソルター・ハリス分類のⅡ型．三角形の骨片を認める（矢印）．

■ 右第2指近位指節間関節背側脱臼．21歳，男性　　　（図 3-12）

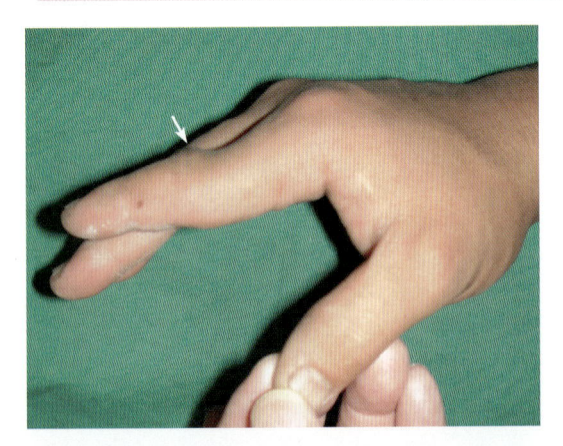

● A：転倒した際に指先を突き，第2指PIP関節に背側脱臼を認める（矢印）．

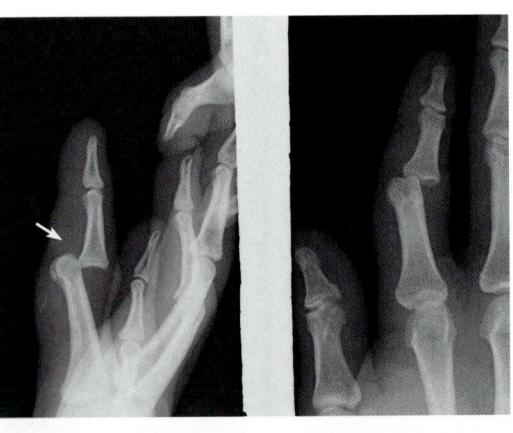

● B：左のX線像である．中節骨は背側・尺側に脱臼しているのがわかる．

第3章　手関節・手部

> **クリニカルポイント⑪**　エクストラ・オクターブ骨折

●小児の第5基節骨における骨端線離開Ⅱ型損傷のこと．ピアノを弾く小児に発生することが多く，外観上，受傷指が1オクターブ外を向いていることからエクストラ・オクターブと呼称する．

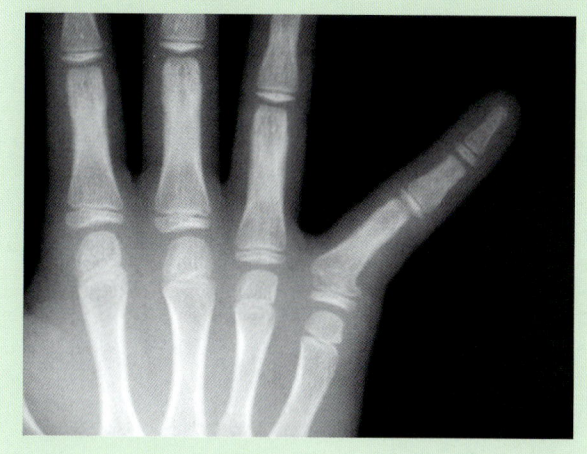

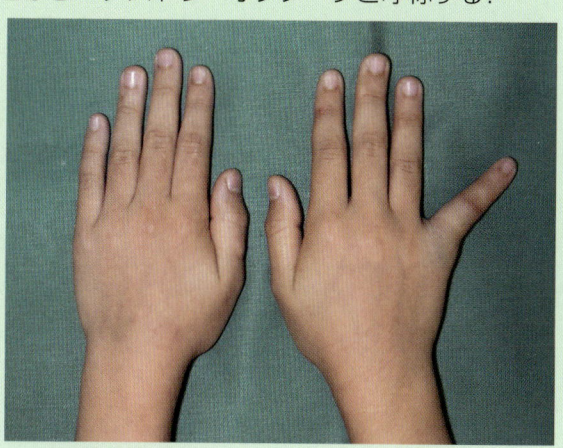

> **クリニカルポイント⑫**　ガングリオン

●硬い弾性のある腫瘤で，腱鞘や関節包，靭帯性腱鞘より発生し，手部や足部の周辺に好発する．原因は不明であるが，結合組織の変性によると考えられている．腫瘤の中はゼリー状の無色透明な粘稠液（ヒアルロン酸）で満たされている．20歳代の女性の手関節背側，次いで掌側に好発する．多くは無症状であるが，疼痛や運動障害がある場合，また外見上問題のある場合は治療が必要となる．

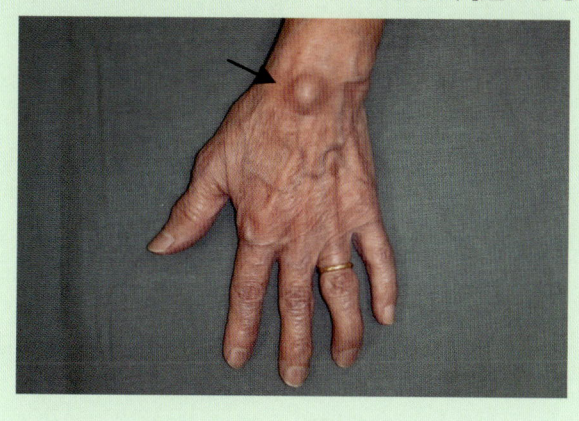

14. 指節骨

クリニカルポイント⑬　中手指節関節の背側でみられた指伸筋腱脱臼

- 指伸筋腱が中手指節関節の尺側へ脱転したもの．パンチ動作で，腱周囲の支持組織（エクスパンションフード※expansion hood）が損傷され発生することが多く，中指や環指に好発する．腱の走行異常は肉眼的にも容易に観察できる．先天性要因による発生や，関節リウマチなどの関節変化によっても発生する．

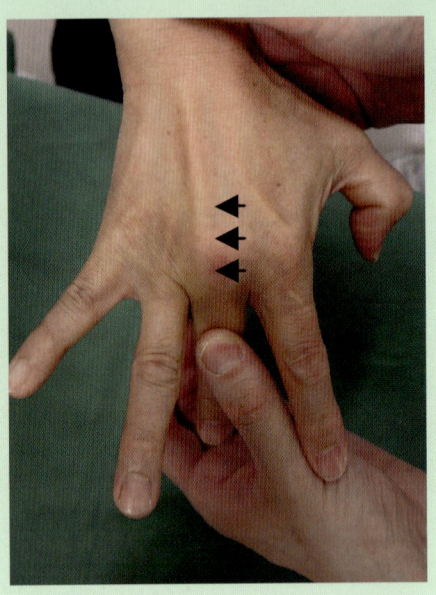

※ エクスパンションフードとは，指背腱膜としての伸筋腱膜展開部における腱被であり，指伸筋腱を指背中央で固定する役割を有している．

第4章　股関節・股部

1. 腸骨稜

腸骨稜を確認する

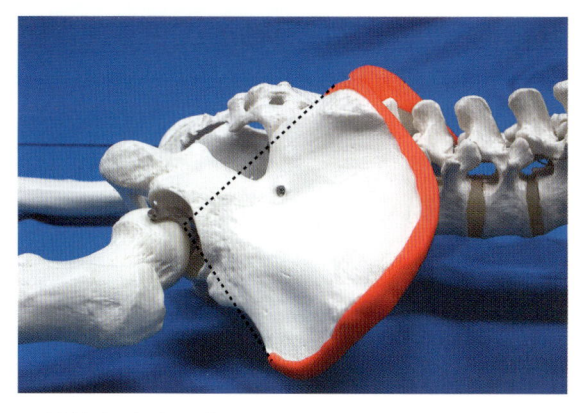

- 被検者を腹臥位とする．腸骨稜は解剖学的に上前腸骨棘から上後腸骨棘までの範囲をいい，恥骨，坐骨とともに寛骨を構成する．上方に凸の弧を描いている．

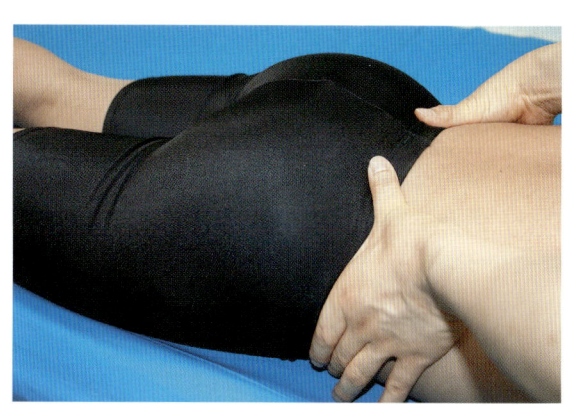

- 腹臥位で腸骨稜を触知する．母指を上後腸骨棘に，示指を上前腸骨棘に当てると，その間の弧の部分が腸骨稜である．

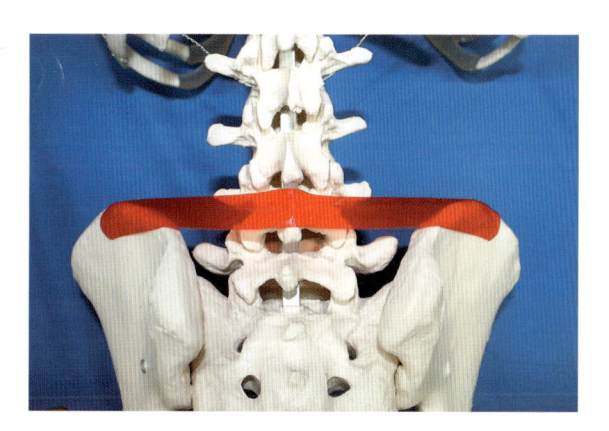

- 腸骨稜の上縁を左右に結ぶときに生じるラインをヤコビー線という．このラインは第4，5腰椎棘突起間に位置することから，棘突起を触診するときの目安となる．

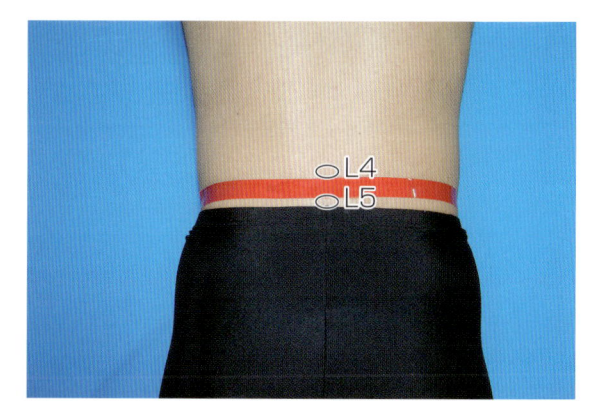

- 腹臥位でヤコビー線の位置を示す．このライン上に第4，5腰椎棘突起が位置する．

1. 腸 骨 稜

■ 腸骨稜に関連する疾患

● 腸骨稜骨端症（骨盤骨端炎）

1）発育期のスポーツ障害であり，比較的強い牽引力が繰り返し作用した場合に発症する．
2）好発年齢は 14～16 歳であり，女性では中学生，男性では高校生に多い[12]．
3）腸骨稜部の圧痛，運動痛が主症状である．
4）内・外腹斜筋，大腿筋膜張筋，中殿筋の収縮力が関与する前腸骨稜骨端症と，広背筋，大殿筋の収縮力が関与する後腸骨稜骨端症とに分類される．
5）前腸骨稜骨端症では，「上半身を捻ったときの骨盤部側面の疼痛」，後腸骨稜骨端症では，「上半身を前屈したときの骨盤部後方の疼痛」を訴えることが多い．

第4章 股関節・股部

2. 上前腸骨棘

上前腸骨棘を確認する

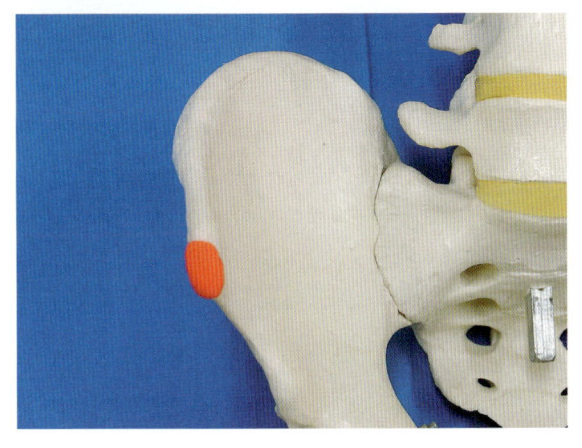

- 背臥位で上前腸骨棘をみる．腸骨稜の最も前に位置する部位である．筋肉の起始部として，また骨盤の左右の高さを比較する上で大切な骨の隆起といえる．

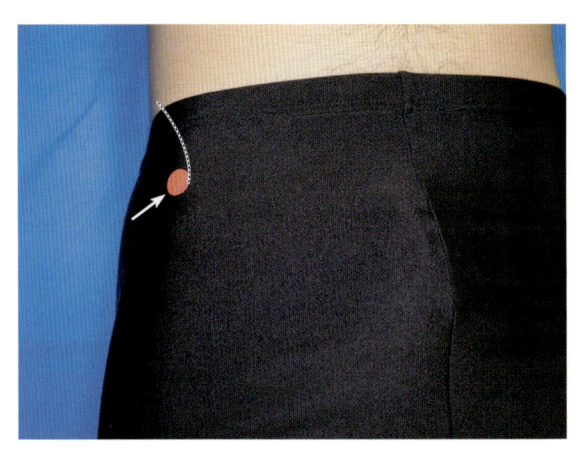

- 背臥位における上前腸骨棘の位置を示す．骨盤（腸骨稜）にそって外側から上方に指を滑らせるとやや前方に骨の隆起を触知できる．

上前腸骨棘に関連する疾患

● 上前腸骨棘裂離骨折

1) 骨盤の裂離骨折では最も頻度が高い．
2) 14～16歳の男性に好発する[13]．
3) 疾走中またはスタートダッシュ時に，縫工筋および大腿筋膜張筋の牽引力により発生する（図4-1）．
4) ジャンプ，キック動作でも発生するが，頻度は少ない．
5) 発症とともに股関節上部に激痛を生じ，走行・歩行不能となる．軋音を伴うこともある．
6) 上前腸骨棘に限局性圧痛を認める．
7) 松葉杖歩行などによる保存療法で治療可能である．

2. 上前腸骨棘

■ 左上前腸骨棘裂離骨折．14歳，男性　　　　　　　　　　　　（図4-1）

● 陸上において，スタートダッシュ時に受傷．転位した骨片を認める（矢印）．骨端線を境にして裂離骨折をきたしており，本症例は大腿筋膜張筋，縫工筋の自家筋力で発生したものといえる．骨盤部裂離骨折のうち約半数は上前腸骨棘といわれている．

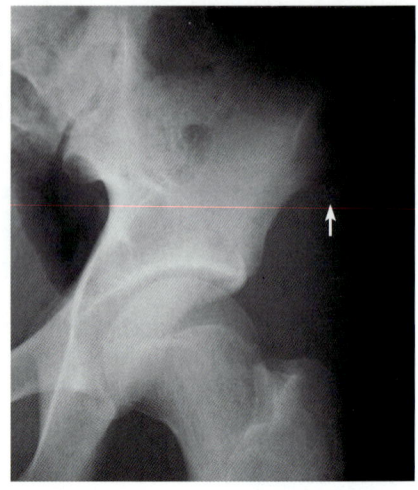

　骨盤の裂離骨折は上前腸骨棘裂離骨折以外に，次頁で示す下前腸骨棘裂離骨折（下腿直筋による），坐骨結節裂離骨折（ハムストリングスによる），恥骨裂離骨折（長・短内転筋による）などが挙げられる．多くは骨端核が閉鎖する20歳前後までみられる．

第4章　股関節・股部

3. 下前腸骨棘

下前腸骨棘を確認する

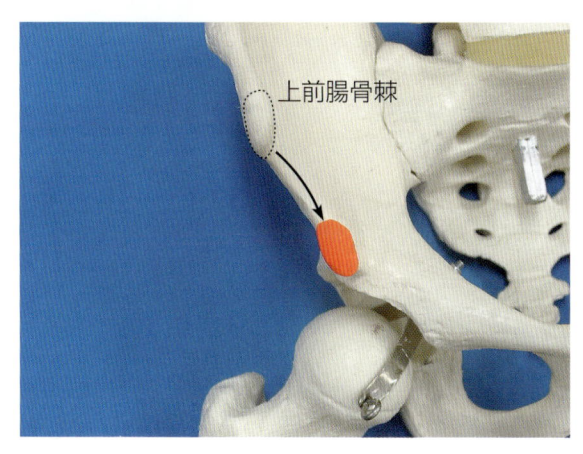

- 背臥位で下前腸骨棘をみる．上前腸骨棘から下内方に2～3 cm指を滑らせると大腿筋膜張筋等を介して小さな骨隆起を触知できる．股関節を軽度屈曲位として静かに指を押し込むと分かりやすい．

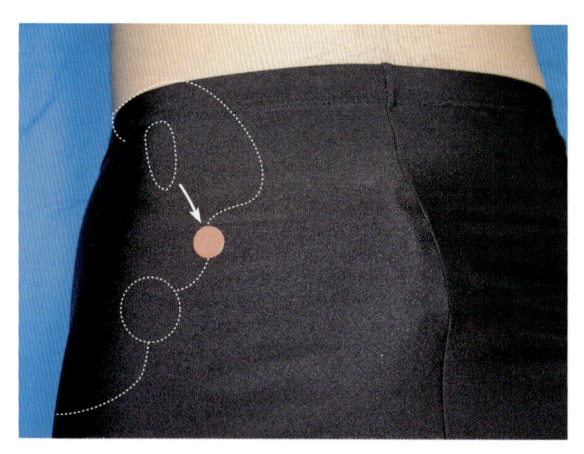

- 背臥位における下前腸骨棘の位置を示す．上前腸骨棘と比べて深層にあるため，触知するには股関節屈曲位とし，筋肉の緊張を弛める必要がある．

下前腸骨棘に関連する疾患

● 下前腸骨棘裂離骨折

1) 骨盤の裂離骨折では，上前腸骨棘に次いで多い．
2) 14～16歳の男性に好発する[13]．
3) キック動作時に，大腿直筋の牽引力により発生することが多い（図4-2）．
4) 発症とともに股関節上部に激痛を生じ，走行・歩行不能となる．軋音を伴うこともある．
5) 下前腸骨棘部に限局性圧痛を認める．

左下前腸骨棘裂離骨折．13歳，男性　　　　（図4-2）

- サッカーにおいて，ボールをキックしたときに受傷，転位した骨片を認める（矢印）．骨端線を境にして裂離骨折がみられ，本症例は大腿直筋の自家筋力で発生したものといえる．骨盤部裂離骨折のうち約40％が下前腸骨棘といわれている．

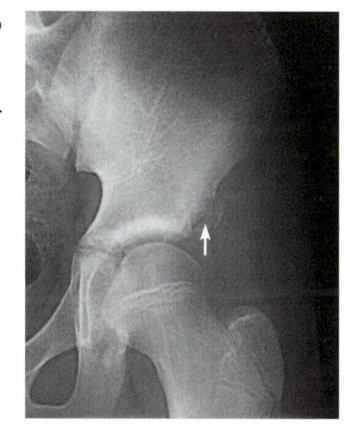

第4章　股関節・股部

4. 大腿骨頭

■ 大腿骨頭を確認する

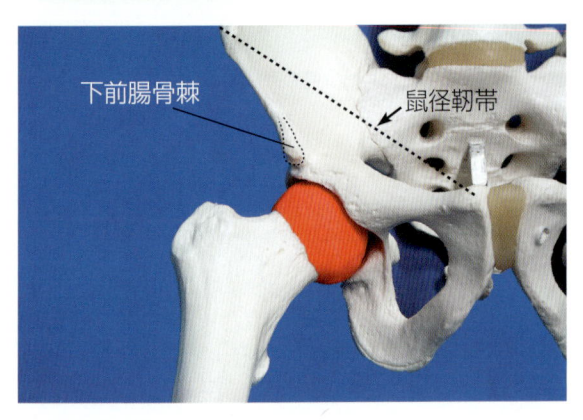

● 背臥位で大腿骨頭をみる．
鼠径部において下前腸骨棘の直下に大腿骨頭が存在するため，股関節軽度屈曲位をとり，周囲の筋緊張を緩めて触知することが大切である．

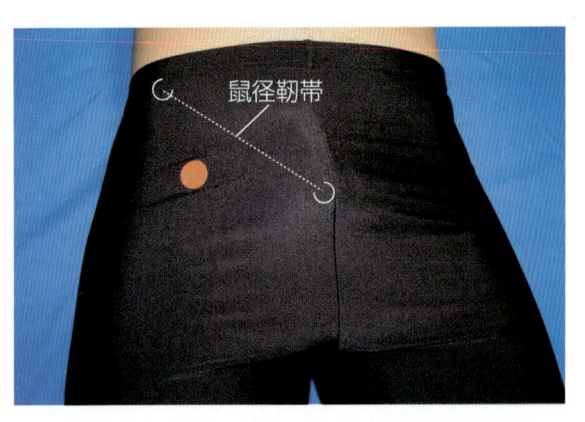

● 背臥位における大腿骨頭の位置を示す．
鼠径靱帯のやや内下方（スカルパ三角）に指を当ててゆっくりと押し込むと大腿骨頭の隆起を触知できる．

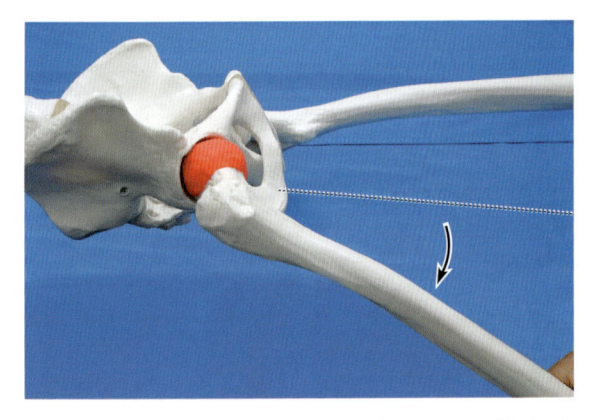

● 他の触診法としては，背臥位とし股関節を逆にゆっくりと過伸展位にする．骨頭が前方に移動するため分かりやすい．ただし個人差があって，筋の緊張が高まるため，触診しにくいこともある．

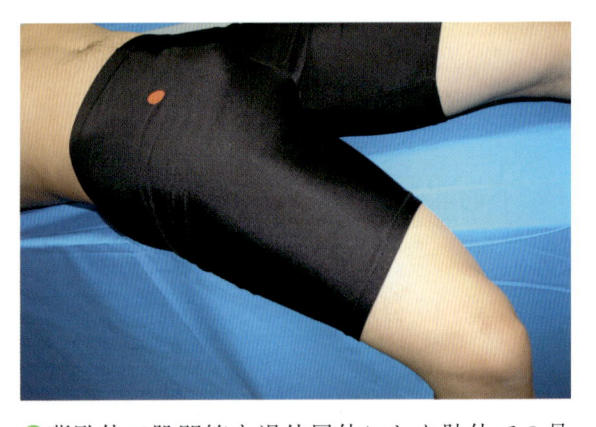

● 背臥位で股関節を過伸展位にした肢位での骨頭の位置を示す．
筋肉や皮下脂肪の厚い人は触診が困難となる．

大腿骨頭に関連する疾患

大腿骨頸部骨折

1）高齢者に好発する．
2）骨粗鬆症を背景とし，転倒による大転子周辺の軽微な外力により発生することが多い（図4-3-B）．
3）関節内骨折の内側骨折，関節外骨折の外側骨折（または転子部骨折）に分類される．
4）転倒後，股関節部の自発痛，圧痛，下肢からの軸圧痛がみられ，歩行不能となる．
5）骨折端同士が噛み合っていれば，歩行可能な場合もあるので注意を要する．
6）内側骨折は関節内骨折であるため腫脹は少なく，関節血腫を形成する．一方，外側骨折は関節外骨折であるため，早期に著明な腫脹が出現する．
7）患側下肢は股関節軽度屈曲，外旋位を呈し，短縮していることが多い（図4-3-A）．
8）骨頭壊死や偽関節に陥りやすい難治性の骨折である．
9）稀に，スポーツ活動（主に長距離走）による疲労骨折も発生する．

股関節後方脱臼

1）大腿骨頭の脱転した位置により，前方脱臼，後方脱臼，中心性脱臼（寛骨臼骨折ともいう）に分類できるが，後方脱臼が多い（図4-4）．
2）坐位で，膝部より大腿骨軸上に衝撃が加わった際（ダッシュボード損傷など）に発生する．
3）股関節軽度屈曲，内転，内旋位に弾発性固定される．
4）大転子はローザー・ネラトン線（エキスパートへの道⑪，p88参照）よりも高位に位置して大転子高位となる．
5）骨折を合併することが多い．
6）大腿骨頭の阻血性壊死を合併することもある．

左大腿骨頸部内側骨折．84歳，女性 （図4-3）

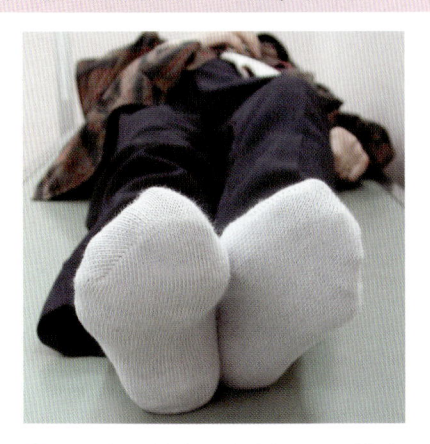

●A：大腿骨頸部骨折では下肢全体が外旋位を呈する（患側は左足）．

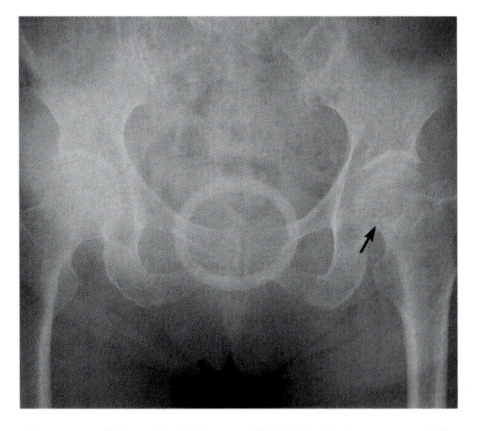

●B：大腿骨頸部に骨折線を認める（矢印）．

4. 大腿骨頭

■ 左股関節後方脱臼．57歳，女性　　　　　　　　　　　　　（図4-4）

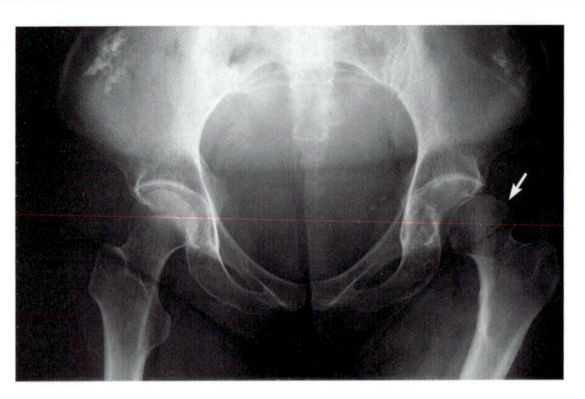

● 大腿骨頭は寛骨臼の下外方で後方に脱臼している（矢印）．X線像における脱臼肢位は股関節の屈曲・内転・内旋位である．整復は牽引をかけながら股関節を90°近くまで屈曲して，外旋・内旋を繰り返し加える．

エキスパートへの道⑩　大腿三角（スカルパ三角）

● スカルパ三角は鼠径靱帯を底辺とし，縫工筋（a）と長内転筋（b）で囲まれた三角形の領域をいう．この中に大腿骨頭を触れ，三角形内の外側に腸腰筋，内側に恥骨筋がある．また，鼠径靱帯直下には大腿動脈を触れる．

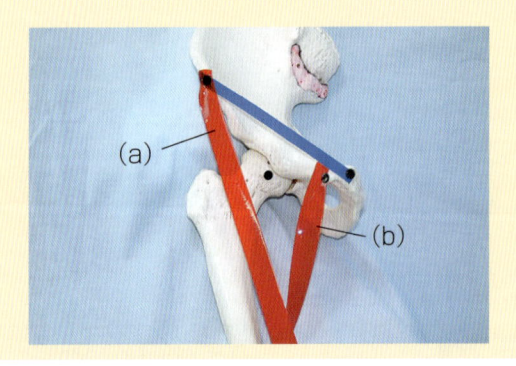

エキスパートへの道⑪　ローザー・ネラトン線

● 股関節を45°屈曲位とし，上前腸骨棘（a）と坐骨結節（b）を結ぶ線をローザー・ネラトン線といい，正常であればこの線上に大転子が位置する．大転子がこの線より上にあれば，大転子高位として股関節脱臼を疑う．

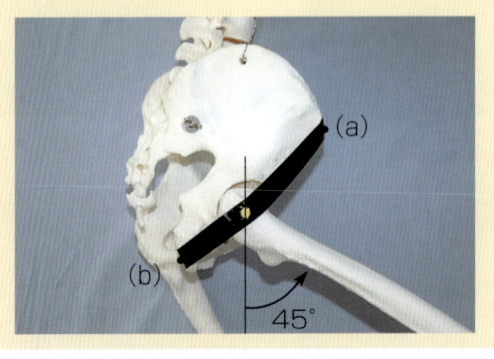

第4章　股関節・股部

5. 大 転 子

大転子を確認する

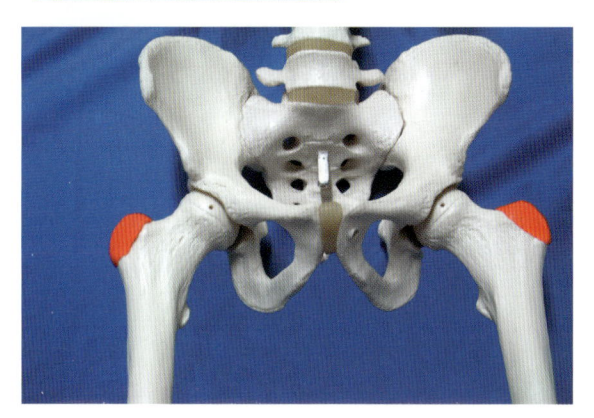

● 背臥位で大転子をみる．
大腿骨の外側中央から上方に手を滑らせると骨隆起を触知できる．

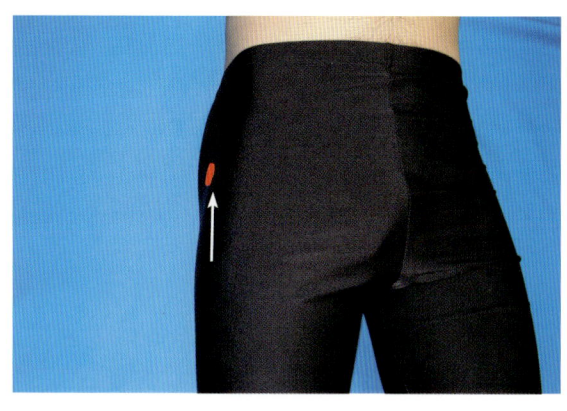

● 背臥位における大転子の位置を示す．
股関節の外側中央に触知できて，下肢長（転子果長）の計測に用いられる．また，大転子高位を確認するうえでの目安としても用いられる（エキスパートへの道 ⑪，p88 参照）．

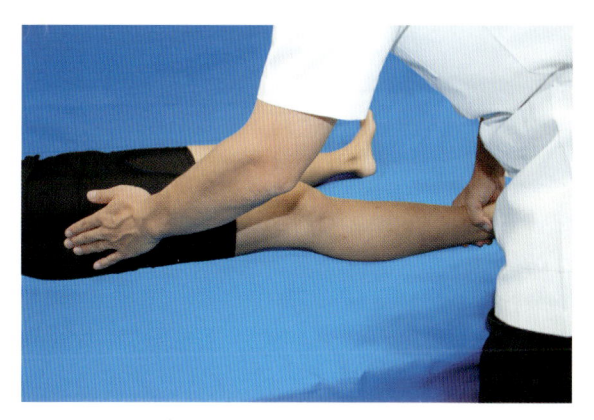

● 背臥位で股関節を他動的に屈伸，あるいは回旋すると大転子が大きく移動するので，触知上きわめて有効である．

5. 大 転 子

■ 大転子に関連する疾患

● 弾発股

1）股関節の運動に伴って疼痛と弾発現象をきたす症候群の総称である．
2）関節外型と関節内型に分類される．
3）関節外型は，さらに2タイプに分類される．外側型は大転子と腸脛靭帯間での弾発であり，内側型は腸腰筋腱と骨性隆起（腸恥隆起）間での弾発である．したがって，疼痛部位は異なるため鑑別が必要となる．
4）関節内型では，関節唇の断裂と嵌頓による器質的疾患が多い．
5）大転子部（転子滑液包）や腸恥部（腸恥滑液包）の滑液包炎を伴っている場合は強い疼痛を訴える．

第4章 股関節・股部

6. 坐骨結節

■ 坐骨結節を確認する

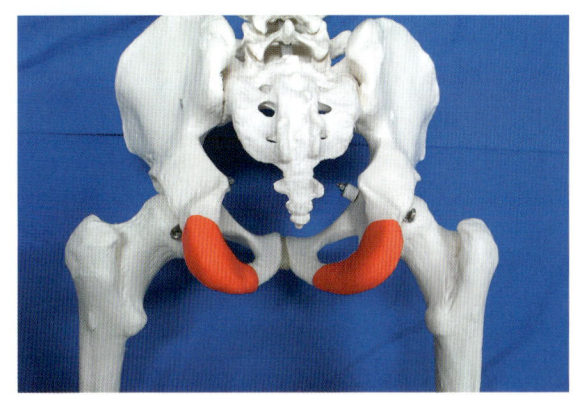

- 腹臥位で坐骨結節をみる．
  寛骨の一部を構成する坐骨の後下方を坐骨結節と呼ぶ．この部位は殿部ヒダ（殿部と大腿部間の深いシワ）の中央部にあって太く大きな骨隆起として触知できる．

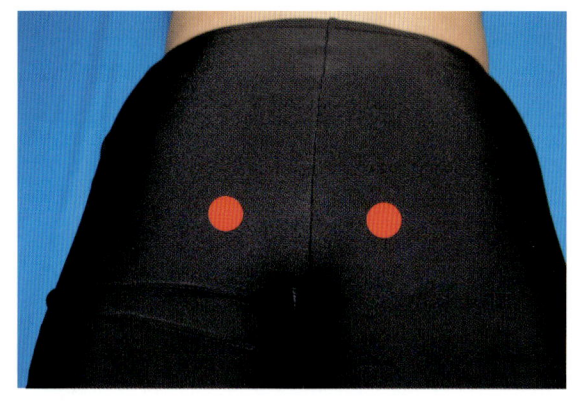

- 腹臥位における坐骨結節の位置を示す．
  坐骨結節は殿部後方というよりは後下方に位置しており，手掌を殿部の下方から当てて上に押し上げるようにすると触知が容易である．

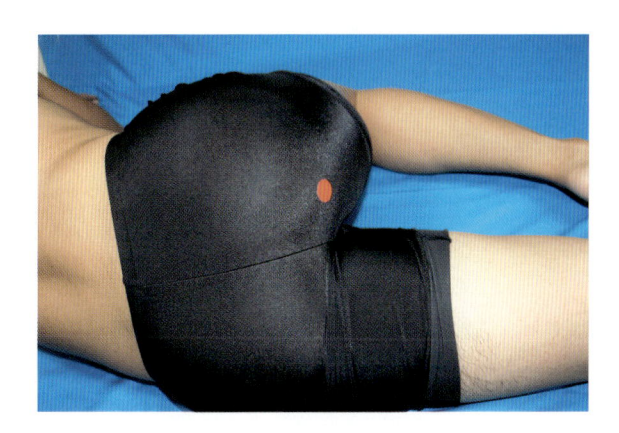

- 側臥位での坐骨結節の位置を示す．
  股関節，膝関節を90°屈曲位し，殿部下方に手掌を当てて上に押し上げると触知が容易である．

6. 坐骨結節

■ 坐骨結節に関連する疾患

● 坐骨結節裂離骨折

1) 骨盤の裂離骨折では，上前腸骨棘（約50％），下前腸骨棘（約40％）に次いで多い．
2) 14〜16歳の男性に好発する[13]．
3) 疾走中，ジャンプの踏み切り時，キック時，ハードルの跳躍時，体操による股関節の開排時などに，ハムストリングスの牽引力により発生する．
4) 発症とともに殿部に疼痛を生じるが，歩行可能な場合もある．
5) 坐骨結節部に限局性圧痛を認める．

クリニカルポイント⑭　ヘルニア腫瘤の自然退縮例

● MRI像（T2強調矢状断像：L5/S間）において，発症時にS1椎体後面に認められた巨大ヘルニア塊は漸次縮小していき，12カ月後には消失した．

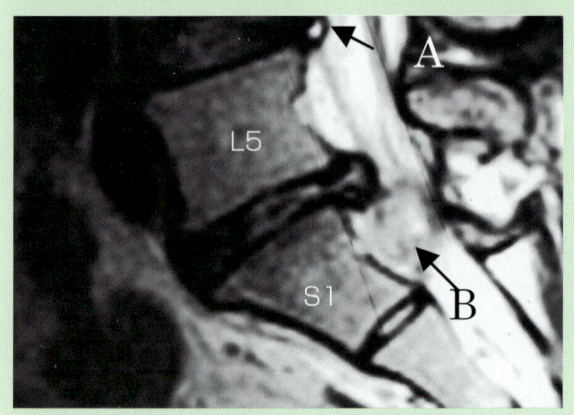

● 発症時：L4/5に膨隆型髄核ヘルニア（A）を，S1椎体後面に椎間板より高信号の巨大ヘルニア塊（B）を認める．

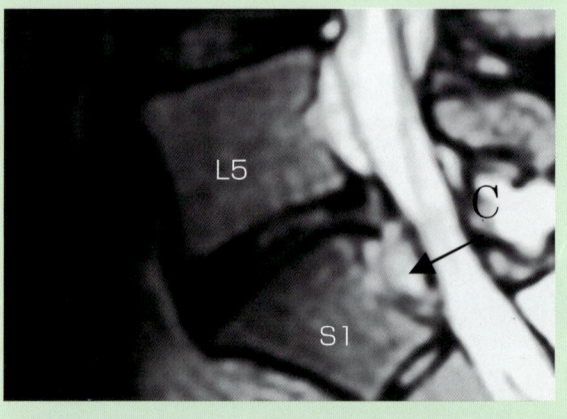

● 2カ月後：髄核ヘルニア（C）の縮小を認める．

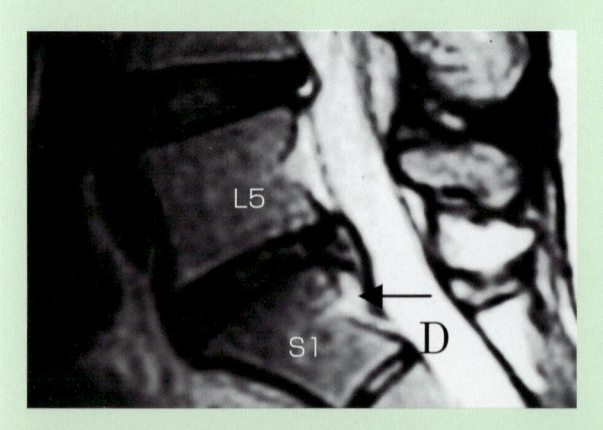

● 5カ月後：著明な縮小（D）を認める．

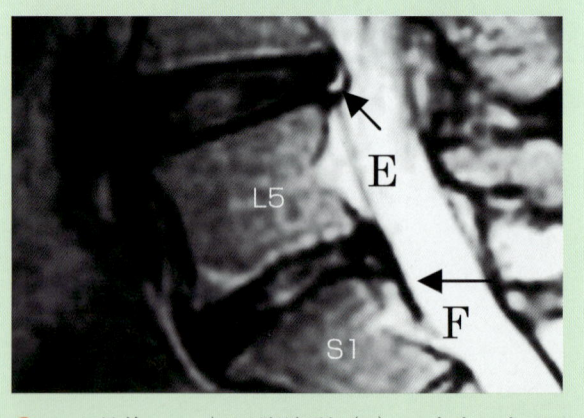

● 12カ月後：L4/5は膨隆型（E）のままである．L5/Sは突出型（F）へと変化した．

■ 第5章　膝関節・膝部

1. 膝蓋骨

■ 膝蓋骨を確認する

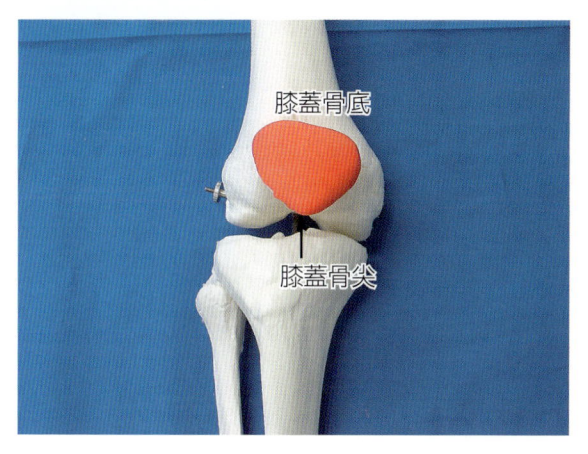

- 膝関節伸展位で膝蓋骨をみる．膝蓋骨は人体で最も大きな種子骨といえる．形は逆三角形をしており，近位端を膝蓋骨底，遠位端のとんがりを膝蓋骨尖と呼ぶ．膝関節の前面を覆う大きな骨として触知できる．

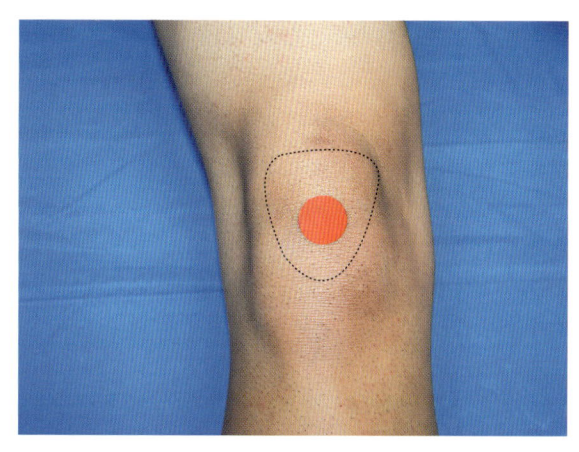

- 膝関節伸展位における膝蓋骨の位置を示す．膝関節の前面にあって皮下に存在する骨であり，その形状を触知する．膝の屈曲・伸展により膝蓋骨が上下に移動することを確認する．

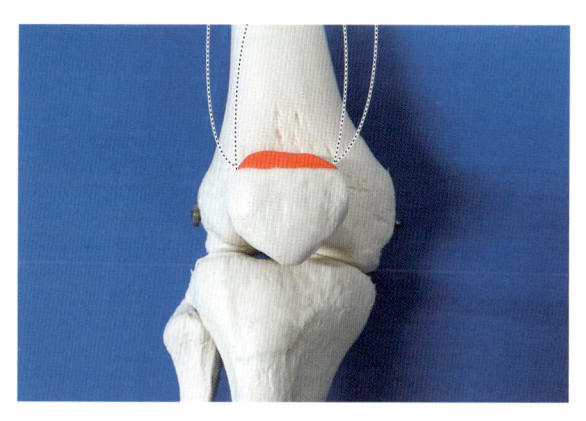

- 大腿四頭筋は膝蓋骨底の広い範囲につき，膝関節伸展時に筋収縮時の牽引力効率を高めると考えられている．

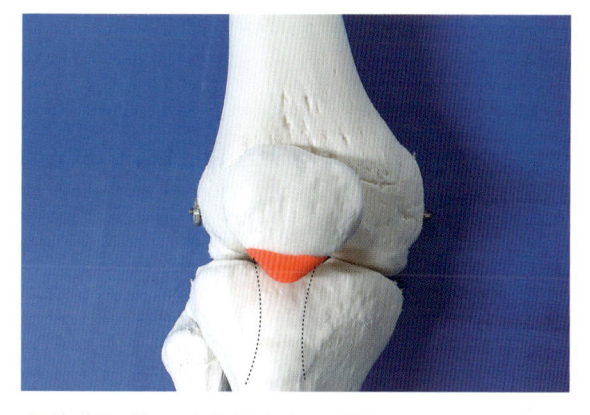

- 膝蓋靱帯は膝蓋骨尖と脛骨粗面間を連結し，膝蓋骨を脛骨から一定の距離に保つ．膝蓋骨尖には膝蓋靱帯からの応力が常に加わるため，先端は尖った形として触知できる．

1. 膝蓋骨

■ 膝蓋骨に関連する疾患

● 膝蓋骨骨折

1) 膝前面に加わる直達外力や，大腿四頭筋の急激な収縮による介達外力により発生する．
2) 青壮年に多くみられ，やや男性に多い．
3) 骨折部に一致した限局性圧痛を認め，著明な腫脹を認める（図5-1-A）．
4) 最も頻度の高い横骨折では，前面を覆う骨膜や内側・外側膝蓋支帯が断裂するので，骨片は大きく延長転位し，膝関節の自動伸展が不能となる（図5-1-B）．
5) 裂離骨折や疲労骨折も起こり得る．
6) 分裂膝蓋骨との鑑別が必要となることがある（図5-2-A）．

● 分裂膝蓋骨（図5-2-A）

1) 成長が終了した時点で，膝蓋骨が2個または2個以上に分かれているもの．
2) 男性に多く，しばしば両側性である．
3) 内下方の大きな膝蓋骨本体と，外上部の小さな骨片とに分裂したものが多い．
4) 激しい運動時や運動後に，分裂部に限局した疼痛を訴えることがある（有痛性分裂膝蓋骨）．
5) 分裂部の叩打痛は，有痛性分裂膝蓋骨と無痛性分裂膝蓋骨との鑑別に有用である．

● 膝蓋骨脱臼・亜脱臼（図5-2-B）

1) 純粋な外傷性脱臼は稀で，脱臼素因をもつ膝に発生する疾患である．
2) 若年女性に多い．
3) スポーツ活動で，急激に膝が中に入ったときに外側に脱臼することが多い．
4) 膝伸展に伴い自然整復されるものが大部分である．
5) 亜脱臼では，着地や踏ん張り時の膝くずれ，脱臼感や，膝前面の疼痛を訴えることが多い．
6) 膝蓋骨を外側に脱臼させるような力を他動的に加えると不安感を訴える（アプレヘンションテスト）．

■ A：左膝蓋骨骨折外観．80 歳，男性　■ B：右膝蓋骨横骨折．27 歳，女性　（図 5-1）

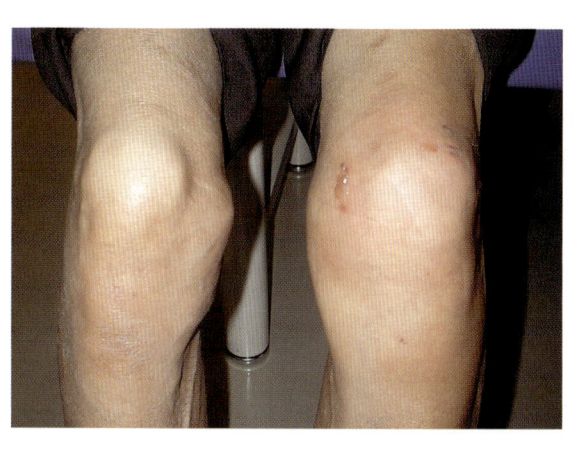

● A：歩行時に転倒して，膝蓋骨を直接強打する．骨折時，膝蓋骨は大きく見え，関節血腫による著明な腫脹が観察できる（患側左膝）．

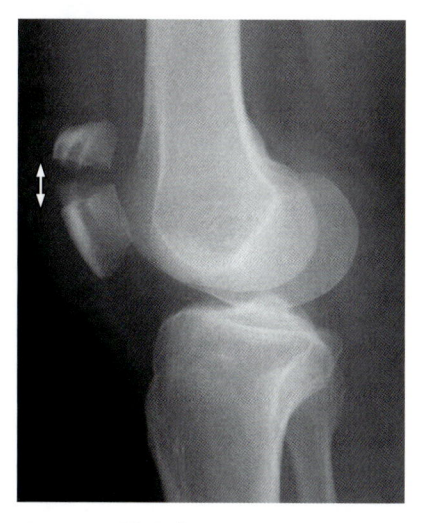

● B：X 線像左側に横骨折によって離開した膝蓋骨を観察できる（矢印）．大腿四頭筋の牽引力により近位骨片は上方に転位，離開が 2 mm 以内であれば保存療法を考慮する．

■ A：左分裂膝蓋骨．14 歳，男性　■ B：左膝蓋骨外側脱臼．14 歳，女性　（図 5-2）

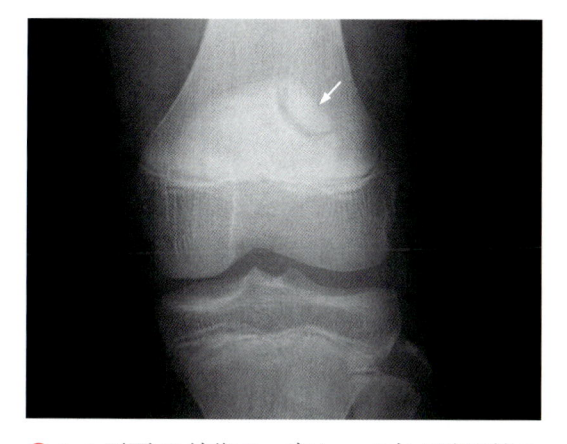

● A：正面 X 線像で，向かって左が膝関節の内側である．外側上方（矢印）に小さな骨片（分裂膝蓋骨）を観察できる．通常，大腿四頭筋の緊張を認めることが多く，この筋のストレッチングを指導する．

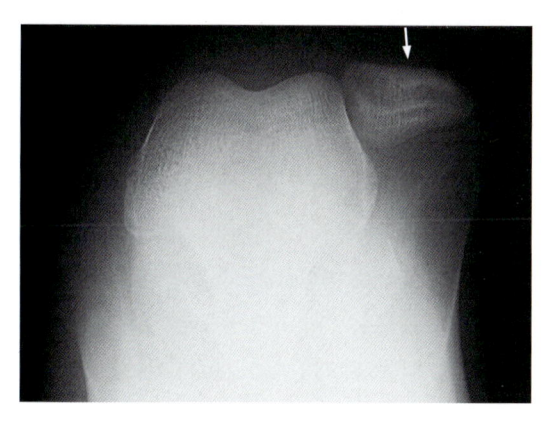

● B：X 線軸写像で，向かって左が膝関節の内側である．膝蓋骨は外側に脱臼している（矢印）のがわかる．

■ 第5章　膝関節・膝部

2. 膝蓋靭帯（膝蓋腱）

■ 膝蓋靭帯を確認する

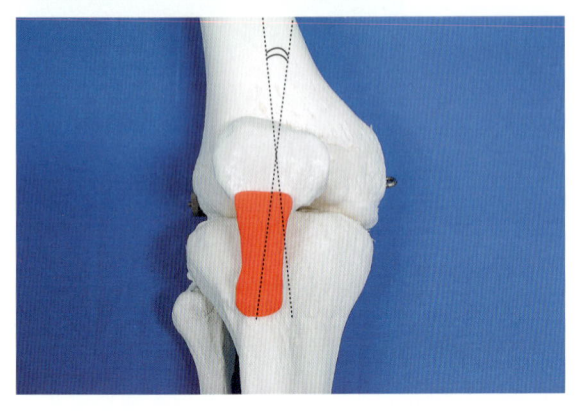

● 膝蓋骨尖と脛骨粗面を連結する膝蓋靭帯をみる．膝蓋靭帯が近位に向かう延長線と大腿直筋とでなす角度はQ角と呼ばれ，脛骨の回旋角度を評価する指標として用いられる．

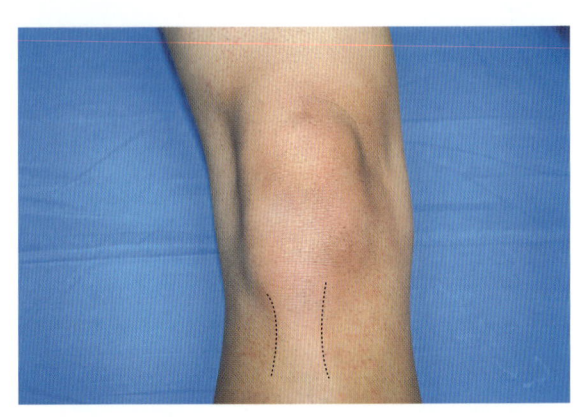

● 膝蓋骨の下方に触知し，膝蓋骨尖の先端から脛骨粗面に至る膝蓋靭帯を確認する．膝伸展時での触知は比較的容易といえる．

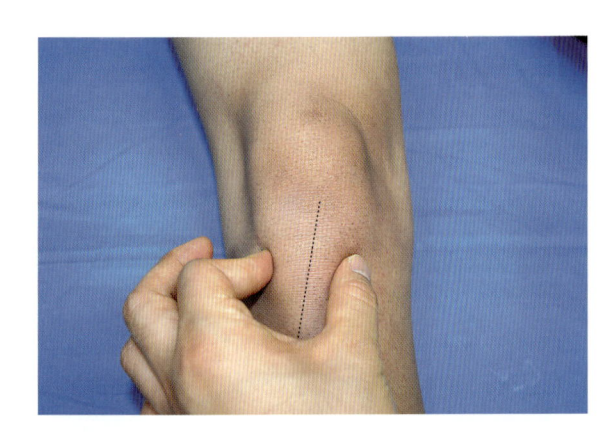

● 膝蓋靭帯は母指と示指でつまむことができ，斜めに走行していることを確認する．靭帯の両側は膝蓋下脂肪体によって埋められている．

■ 膝蓋靱帯に関連する疾患

● ジャンパー膝（膝蓋靱帯炎）

1）膝伸展機構※に過度の張力が繰り返されて発生するオーバーユース症候群である．
2）ジャンプを頻回に繰り返すスポーツに多い．
3）スポーツ活動に伴って膝蓋骨底や尖部周辺の疼痛を訴えるが，とくに膝蓋底部に多い．
　※ 大腿四頭筋腱—膝蓋骨—膝蓋靱帯—脛骨粗面の一連をいう．

● シンディング・ラルセン・ジョハンソン病（Sinding-Larsen-Johansson）※

1）膝蓋骨尖部に疼痛と石灰化を認める疾患である（図5-3）．
2）10歳前後の男性に多い．
3）膝蓋骨尖部に限局性圧痛および運動痛がある．
　（ジャンパー膝の若年型と考えればよい）
4）3カ月～1年程度の経過で回復する．
　※ Sinding-Larsen（ノルウェーの内科医），Johansson（スウェーデンの外科医）により，それぞれ別々に報告されたので，二人の名を冠して呼称されている．

■ 右シンディング・ラルセン・ジョハンソン病．11歳，男性　　（図5-3）

● 10歳代の男児に好発する．膝蓋骨の下極に疼痛を訴え，X線像でこの部位に不整像や裂離骨片様の骨化像を観察できる（矢印）．膝伸展機構の過用により骨端線部にみられる疾患といえる．

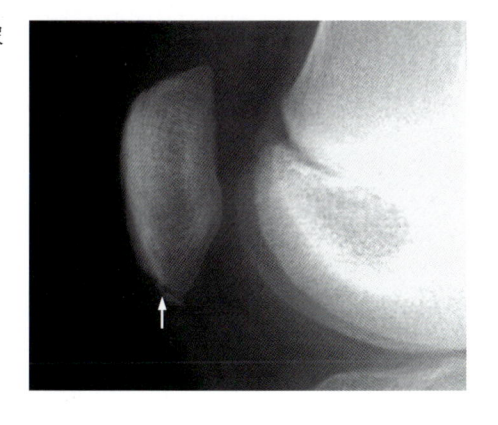

2. 膝蓋靭帯（膝蓋腱）

エキスパートへの道⑫　Q角（Qアングル）

- Q角（1）は，膝蓋靭帯に対する大腿直筋の偏位角を示す．すなわち，膝蓋靭帯の延長線（2）と膝蓋骨から上前腸骨棘に引いた線（3）の間で作る角度（1）を計測する．

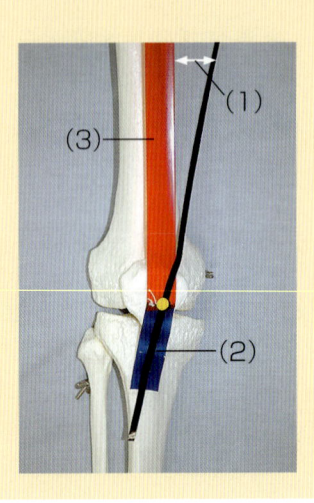

エキスパートへの道⑬　関節包と膝蓋下脂肪体

- 膝関節の前面で関節包（1）は両顆関節面と膝蓋骨後面を覆っている．とくに前面の滑膜と線維膜の間は脂肪が埋め込まれており，この部分を膝蓋下脂肪体（2）という．脂肪は滑膜ヒダにまで及んでいる．外傷により膝蓋下脂肪体に炎症を起こすことがある．したがって，膝蓋靭帯（3）自体の痛みか，膝蓋下脂肪体の痛みかを鑑別する必要がある．簡便な方法として，膝を屈曲して痛い場合は膝蓋靭帯，屈曲して痛みが消失する場合は膝蓋下脂肪体と判断できる．

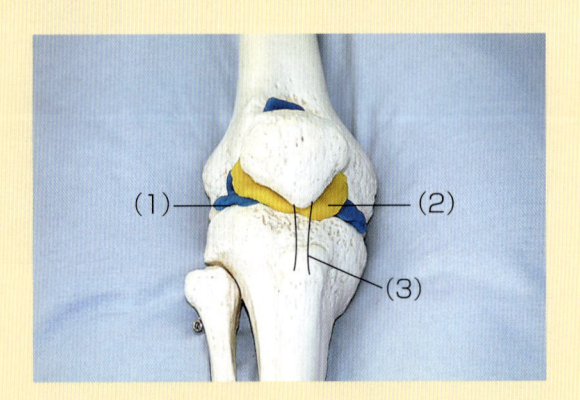

右膝蓋下脂肪体炎．27歳，女性

- 交通事故にてダッシュボードに直接強打して受傷．著明な腫脹を認める（矢印）．

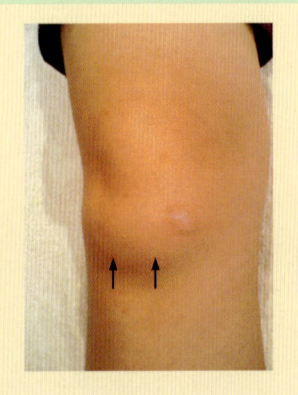

第5章　膝関節・膝部

3. 膝蓋内側滑膜ヒダ

膝蓋内側滑膜ヒダを確認する

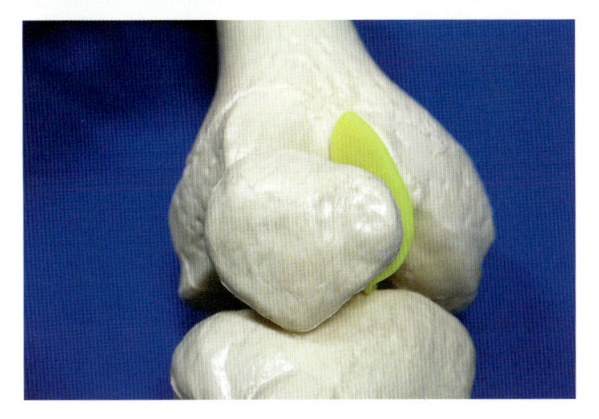

- 内側滑膜ヒダは膝の内側前方にみられ、膝蓋骨の内側上縁から内側壁を下方に降り、脂肪体に入り込む．

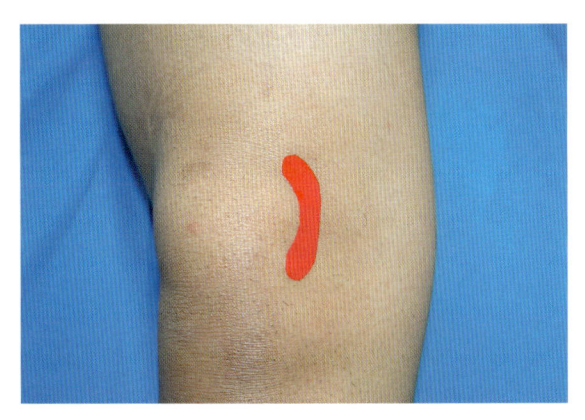

- 内側滑膜ヒダの存在する部位を示す．索状物として触知することがあり、運動によるひっかかりに伴って痛みを発することになる．

膝蓋内側滑膜ヒダに関連する疾患

● 滑膜ヒダ障害（タナ障害）

1）胎児の膝関節にある滑膜隔壁が吸収されずに遺残した場合、それを滑膜ヒダと呼ぶ．
2）膝蓋骨の上・下・内・外に存在し得るが、このうち膝蓋内側滑膜ヒダが内側膝蓋大腿関節間にインピンジメントされ疼痛をきたした場合、滑膜ヒダ障害と呼ばれる．
3）内側滑膜ヒダは大きく、関節鏡所見から、特徴的な棚状の形態を呈していることから「タナ」と呼ばれている．
4）膝蓋骨内側部に疼痛があり、膝関節屈伸時にひっかかる感じ（catching）を訴える．
5）立ち上がり動作や歩行時に有痛性のクリック（click）が認められる．
6）一般には予後良好である．

第5章 膝関節・膝部

4. 脛骨粗面

■ 脛骨粗面を確認する

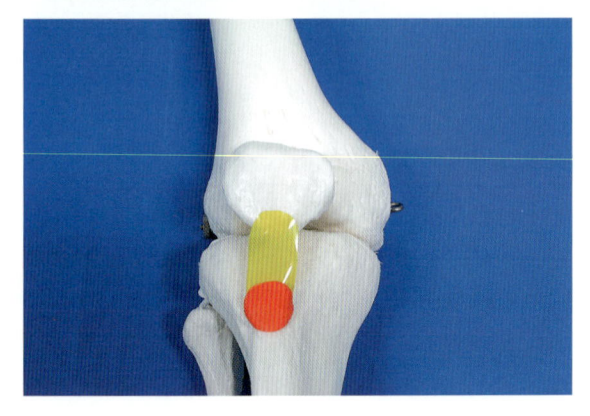

● 膝蓋靭帯が脛骨前面に付着する部位である．触知はきわめて容易である．

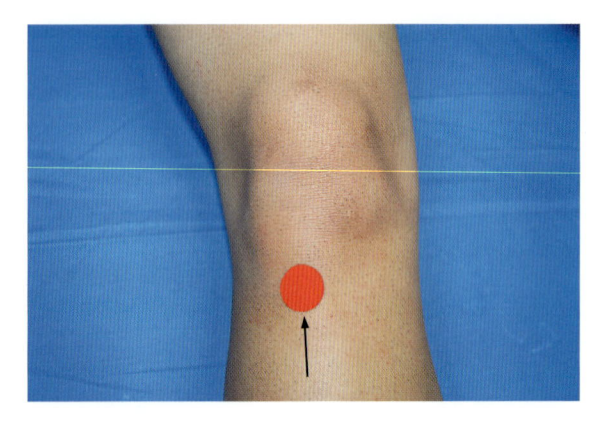

● 脛骨粗面の位置を示す．脛骨骨幹前縁に指をおき，指を上方に滑らせていくと上端で骨の隆起を触知できる．

■ 脛骨粗面に関連する疾患

● オスグッド・シュラッター病※

1）脛骨粗面部に発症する代表的な骨端症の一つである．
2）10歳代前半のスポーツをさかんに行う少年に好発する．
3）脛骨粗面部に疼痛，腫脹，圧痛があり，とくに大腿四頭筋の収縮により膝蓋靭帯に強い牽引力が作用するときに著明である．
4）脛骨粗面部の膨隆を認めることが多い（図5-4-A）．
5）単純X線像で脛骨粗面部の骨端核の乱れや分節化などを認める（図5-4-B）．骨端核の乱れは，二次骨化核への牽引力による裂離損傷が主な原因といわれている．
6）骨の成長により相対的に膝蓋靭帯が短縮状態となり，骨端核が分離したものと考えられる．

　※ Osgood（アメリカの整形外科医）とSchlatter（スイスの内科医）により，それぞれ別々に報告されたので，二人の名を冠して呼称されている．

■ 左オスグッド・シュラッター病　■ A：20歳,男性,B：14歳,男性　　（図5-4）

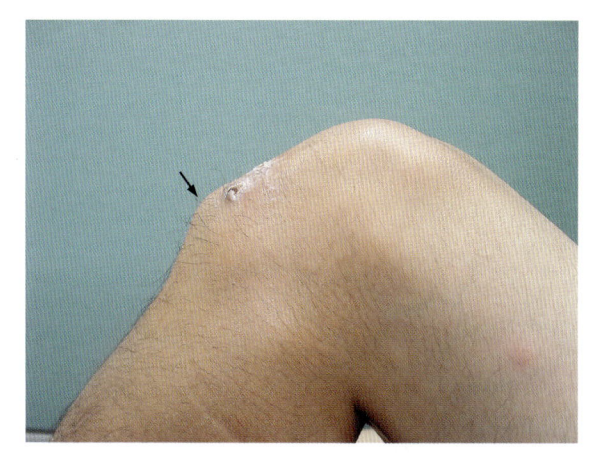

● A：左脛骨粗面部（矢印）に骨性の隆起（膨隆）を，また周囲の軟部組織に腫脹を認める．運動時に痛みを訴え，圧痛を観察できる．

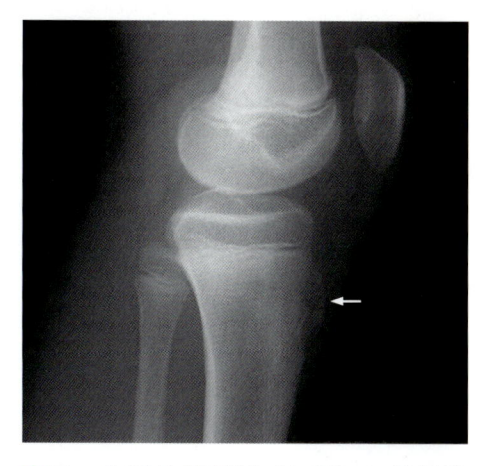

● B：左脛骨粗面部（矢印）に骨性隆起を認める．解剖学的に膝蓋靭帯の付着部にあたり，膝伸展機構の過用による骨端症といえる．原因として，骨の長軸成長が軟部組織の伸長にあわないことが考えられる．

クリニカルポイント⑮　脂肪滴

● 外傷に伴い生じた関節血腫に脂肪滴が混入していることがある．これは骨髄性出血を裏づけるもので，関節内骨折の有力な診断根拠となる．また，多発骨折や骨盤骨折，大腿骨骨折などの出血量の多い骨折では，遊離した脂肪滴が静脈に入り，肺や脳に塞栓を起こし重篤な合併症となることがある．

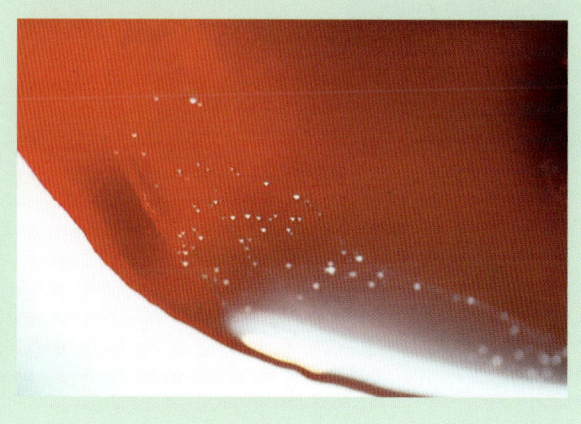

■ 第5章　膝関節・膝部

5. 関節裂隙

■ 関節裂隙を確認する

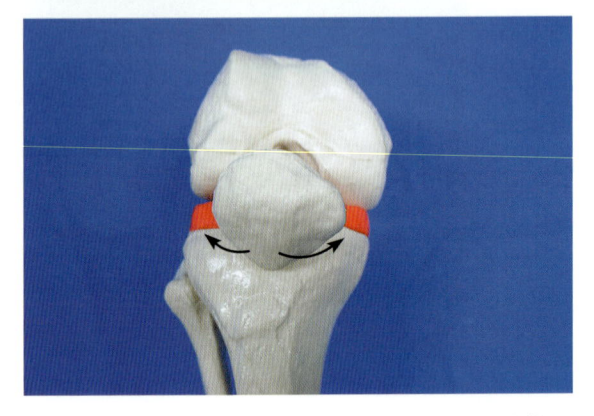

● 膝関節90°屈曲位を前方からみる．この肢位で膝蓋骨尖部を触知し，そのまま指を内側，あるいは外側に移動すると，それぞれの関節裂隙を確認できる．

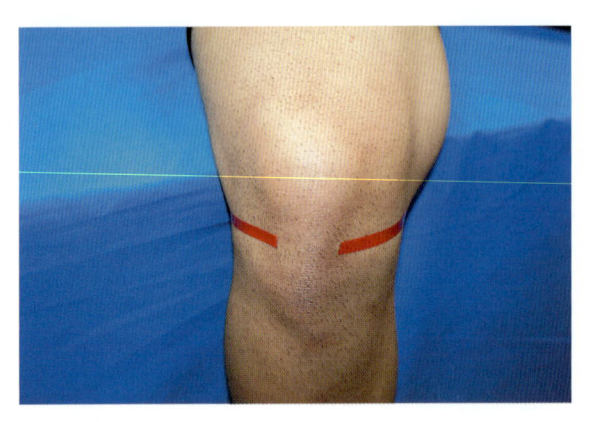

● 膝関節90°屈曲位における内側・外側関節裂隙を示す．それぞれの裂隙のラインはほぼ水平に存在しており，後方では筋肉によって裂隙が触知できなくなる．

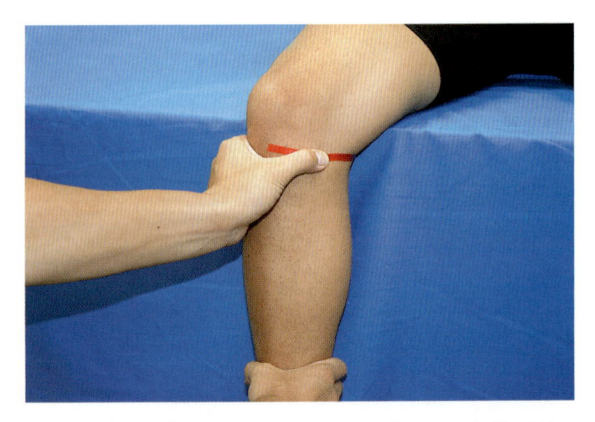

● 内側・外側関節裂隙に指をおき，下腿を回旋，あるいは内反・外反方向に力を加えると比較的分かりやすい．

■ 関節裂隙に関連する疾患

● 半月板損傷

1) 単独で損傷する場合（図5-5）と，靱帯損傷に合併する場合がある．
2) 単独損傷は，①大きな力が膝に加わることにより生じるもの，②繰り返される微少外力により生じるもの，③形態異常を原因としているもの（円板状半月；外側半月に多くみられる），④加齢による変性に起因するものに分類される．
3) 靱帯損傷に合併するものでは前十字靱帯損傷が最も多く，中〜後節部の縦断裂がみられる．
4) 運動時の膝痛，ひっかかり感，時には嵌頓を呈することもあるが，特異的な症状というものはない．
5) 関節裂隙に一致した圧痛を認める場合は，半月板か側副靱帯損傷の可能性が高い．
6) 膝関節屈伸運動時に関節裂隙部でクリック音を触知できることがある．
7) 関節可動域制限，膝関節水腫，大腿部の筋萎縮を呈することもある．
8) マックマレーテストは，後節部の損傷では陽性率が高い．

● 変形性膝関節症

1) 関節軟骨の進行性変性が主要な病態である．
2) 安静時の疼痛はなく，動作開始時に疼痛を生じる．
3) 歩行開始時は疼痛が強いが，少し歩くと疼痛は軽減する．長距離，長時間の歩行では疼痛が増強する．
4) 階段昇降時痛，とくに降りるときの疼痛が強い．
5) 内側関節裂隙に圧痛を認めるものが多く，関節の屈伸に際し轢音を触知できる．
6) 初期より屈曲拘縮や正坐不能など関節可動域制限が認められ，とくに内反変形のある症例に顕著である．
7) 病期が進行し側方動揺性をきたした場合，荷重時や歩行時にスラスト現象を生じる．

■ 左内側半月板水平断裂．34歳，男性 　（図5-5）

● 膝関節内側のMRI像である（T2*強調矢状断像）．内側半月板の後角に放射状に走行する高信号域を認める（矢印）．

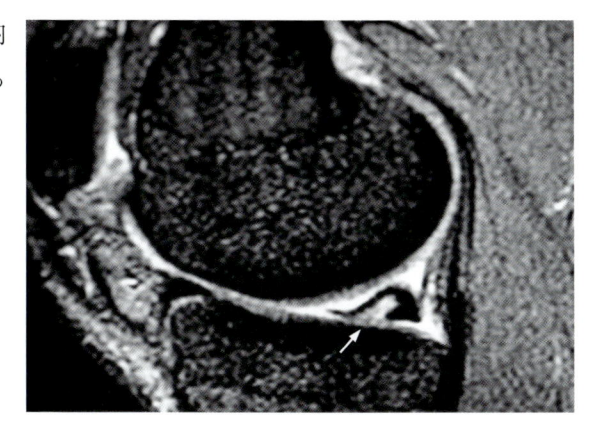

クリニカルポイント⑮　脂肪滴→p101

第5章 膝関節・膝部

6. 鵞足部

■ 鵞足部を確認する

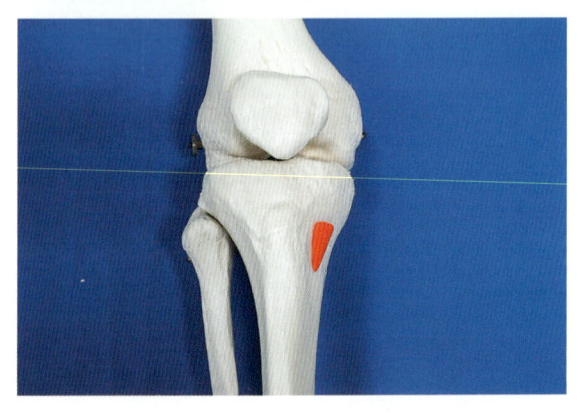

- 脛骨粗面から内側に約2cm指を滑らせると皮下に索状物の重なりとして鵞足部を触れる．鵞足部は腱の付着部となっており，臨床上重要な部位である．

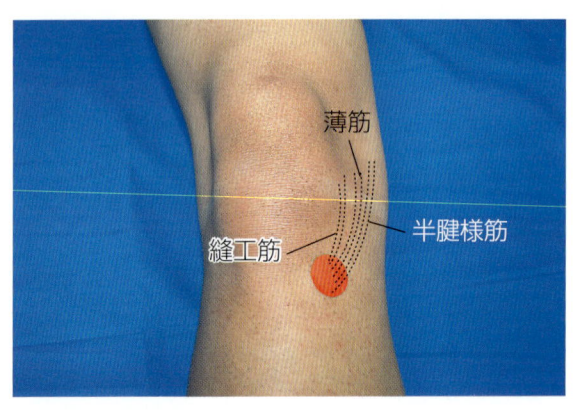

- 膝関節前面で鵞足部の位置を示す．前方から縫工筋，薄筋，半腱様筋が重なるようにして付着する．また，筋群の直下には滑液包が存在する．

■ 膝蓋骨に関連する疾患

● 鵞足炎

1) 鵞足付着部への繰り返す伸張ストレスおよび内側側副靱帯との間の摩擦により，鵞足部や鵞足滑液包に炎症をきたすオーバーユース症候群として知られている．
2) スポーツではランナー，バスケットボール，サッカー，平泳ぎなどに多く発生する．
3) X脚や回内足などの下肢軸の異常は，摩擦を起こしやすいといえる．
4) 鵞足部の腫脹，圧痛がみられ，膝関節外反もしくは下腿外旋強制で疼痛を誘発できる．

第5章 膝関節・膝部

7. 脛骨内側縁

■ 脛骨内側縁を確認する

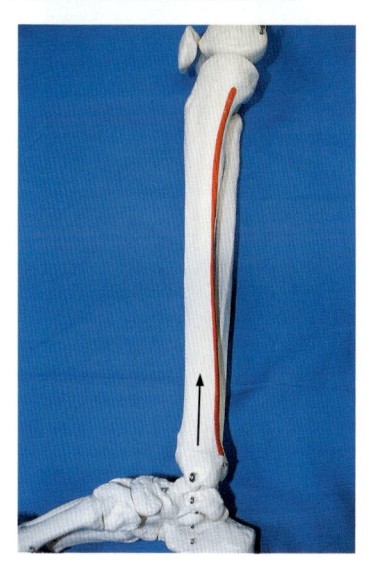

● 足関節内側に突出する内果に指をおき，そのまま近位に指を滑らせると脛骨内側顆までの全長を確認できる．

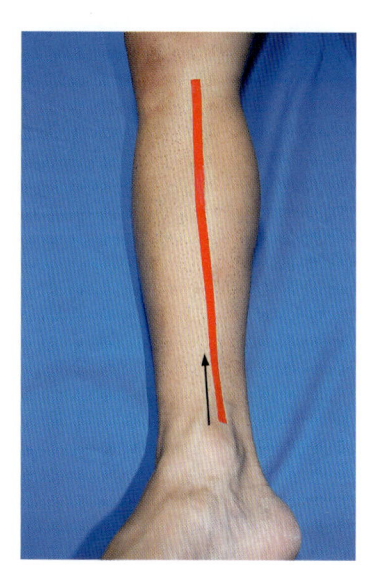

● 下腿内側における脛骨内側縁の位置を示す．内果から脛骨内側顆までを指で滑らせながら確認する．脛骨内側縁は比較的先鋭な部分として触知できる．

■ 脛骨内側縁に関連する疾患

● 脛骨疲労骨折

1) 上1/3部と下1/3部の後内側を中心とする疾走型と中1/3部前方で生じる跳躍型に分類される．
2) 圧倒的に疾走型が多い．
3) 疾走型は長時間ストレスのかかる陸上競技（長距離走）に多い．
4) 跳躍型は跳躍を主とするバレーボールやバスケットボールに多い（図5-6）．
5) 疼痛と圧痛が主症状であるが，比較的難治性である．
6) 急性期では患側肢のジャンプで疼痛を再現できる場合がある．

● シンスプリント

1) 運動時および運動後に下腿の中下1/3の脛骨内側部にみられる慢性的な疼痛と圧痛を主症状とする疾患である．ヒラメ筋，長趾屈筋の起始部にあたることから，牽引によるストレスから骨膜に生じた炎症と考えられている．
2) ランニングやジャンプなどの運動が機転となることが多く，陸上競技やバスケットボールに多い．
3) 距骨下関節の過回内，O脚，脛骨内反，扁平足などの下肢軸の異常は，発生に影響を及ぼす要因として挙げることができる．

7. 脛骨内側縁

■ 左脛骨疲労骨折．16歳，女性　　　　　　　　　　　　　　　　　　　　　　　（図5-6）

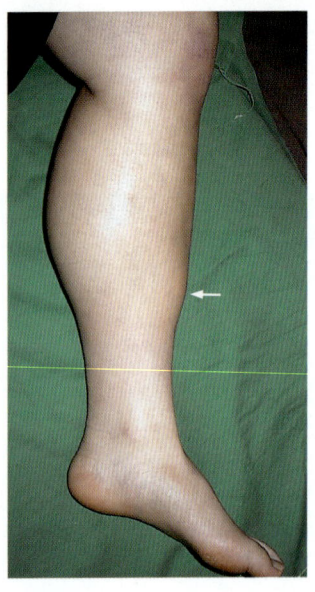

● A：左下腿の内側前縁（脛骨）に異常な膨隆を認める（矢印）．跳躍型疲労骨折と考えられ，治療には運動制限が必要である．

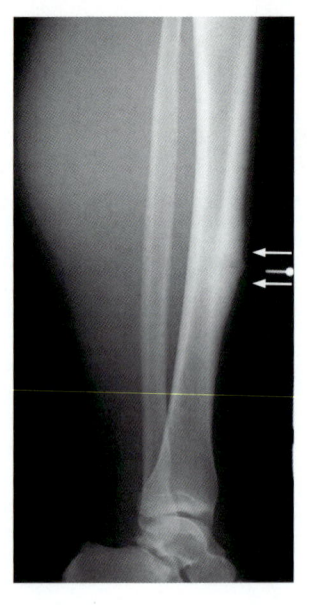

● B：X線側面像により，左脛骨の前縁に骨皮質の膨隆を観察できる（矢印）．

第5章　膝関節・膝部

8. 外側側副靱帯

外側側副靱帯を確認する

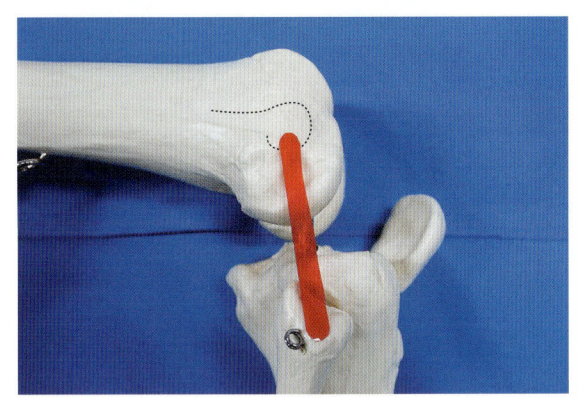

- 膝関節90°屈曲位での外側側副靱帯をみる．大腿骨外側顆から腓骨小頭を連結している円柱状の索状物として触知できる．

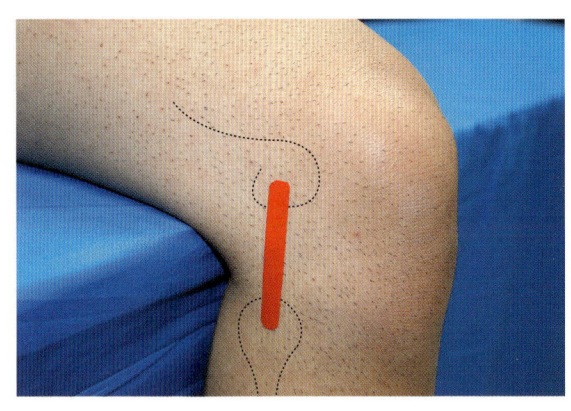

- 膝関節90°屈曲位における大腿骨外側側副靱帯の位置を示す．大腿骨外側顆から腓骨小頭間を指で確認する．膝屈曲位では，内側・外側側副靱帯のいずれの緊張も弱まり，下腿の他動的回旋が生じる．

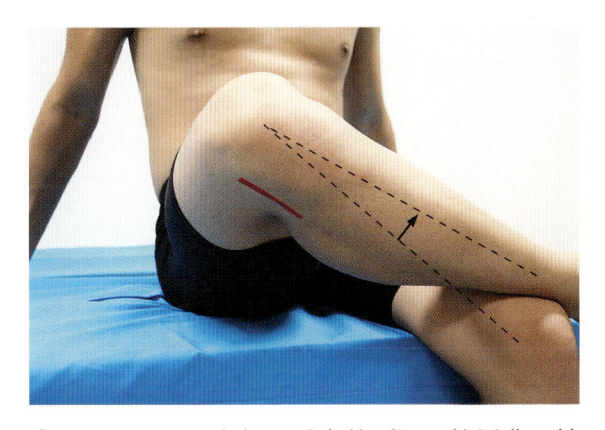

- ベッド上で脚を組んだ姿勢（股関節屈曲・外転・外旋位，膝関節90°屈曲位）を取らせると下腿が内反を強制されるため，触知しやすくなる．

8. 外側側副靱帯

■ 外側側副靱帯に関連する疾患

● 外側側副靱帯損傷

1）単独損傷は少なく，十字靱帯や後外側支持機構の損傷を合併したものが多い．
2）発生機序は，①膝関節伸展位で内反力が加わった場合，②膝関節屈曲位で脛骨が大腿骨に対して外旋しながら後方にずれる外力が加わった場合，に分けられる．
3）膝関節外側部の疼痛，限局性圧痛，腫脹を認める．
4）膝前内側部に打撲や擦過傷がある場合，上述②の外力が加わったと捉えることができる．
5）陳旧例では，歩行時に内反不安定性による内側スラスト現象や回旋不安定性による膝くずれ現象がみられることがある．

第5章　膝関節・膝部

9．内側側副靱帯

■ 内側側副靱帯を確認する

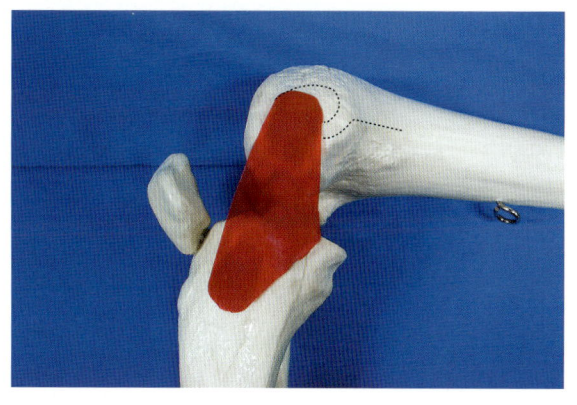

● 膝関節90°屈曲位での内側側副靱帯をみる．大腿骨内側顆から脛骨の広範な内側部に，後方を凸として三角状に拡がる．

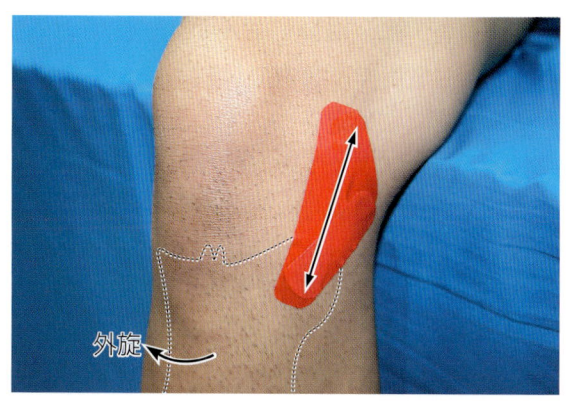

● 膝関節90°屈曲位における大腿骨内側側副靱帯の位置を示す．大腿骨内側顆から脛骨内側縁間にあるが，比較的触知しにくい．膝屈曲位では緊張が弱まり，下腿の他動的回旋が生じる．靱帯の方向は大腿骨内側顆から前下方に向かい，膝関節の側方動揺以外に下腿の外旋を制限する作用もあわせもつことを確認する．

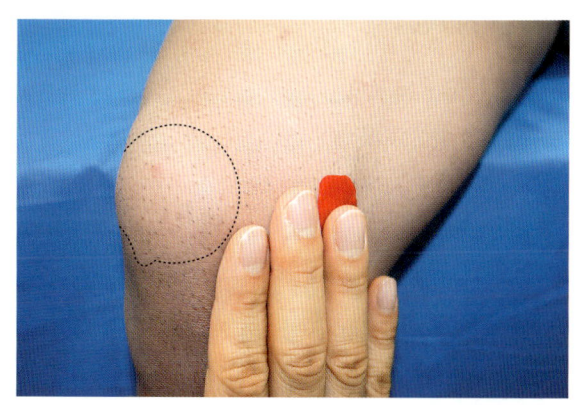

● 右膝の場合，膝関節屈曲位で検者の右示指を膝蓋骨内側縁に当てると，環指あたりが内側側副靱帯上を触知することになる．簡便な触知法として知っておきたい．
三角形を呈した内側側副靱帯の大まかな位置を確認する．

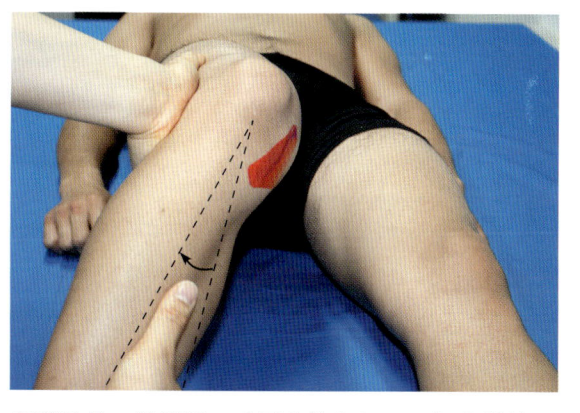

● 背臥位で膝関節90°屈曲位とし，下腿を外旋させ，指でまず内側の関節裂隙を触知する．次に，膝に外反を強制することで関節裂隙部に内側側副靱帯の線維束を触知できる．
外反ストレステストに準じて関節の動きを確認する．

9. 内側側副靭帯

■ 内側側副靭帯に関連する疾患

● 内側側副靭帯損傷

1) フットボールや柔道などのコンタクトスポーツで多発する．
2) 膝外反や下腿外旋強制によって発生するものが大部分であり，外力の強さにより単独損傷であるか，複合損傷であるかが決定される．
3) 単独損傷では膝内側に腫脹が出現するが，複合損傷では膝全体に腫脹が出現し，膝関節は軽度屈曲位に固定され，完全伸展は困難になる．
4) 圧痛部位は，①内側側副靭帯起始部，②内側関節裂隙部，③内側側副靭帯停止部に大別することができ，外反ストレステストにて損傷程度を把握する（図5-7）．
5) 前十字靭帯損傷・内側半月板損傷を合併した場合，「不幸の三主徴」として知られている（図5-8）．

■ 外反ストレステスト陽性．65歳，女性 （図5-7）

- 膝軽度屈曲位ではエンドポイントが不明瞭であり，完全断裂が示唆された．

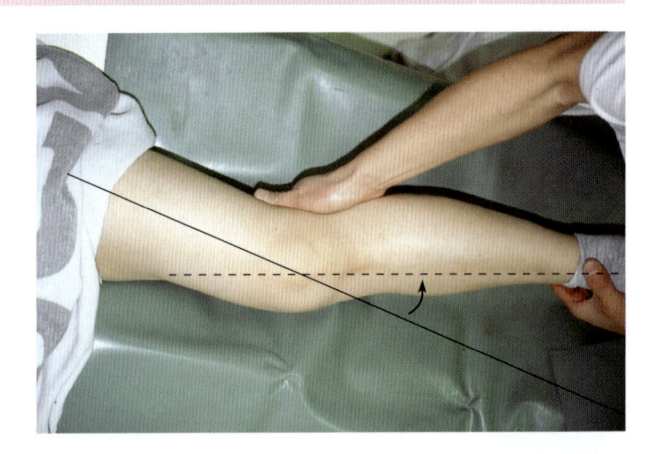

クリニカルポイント⑯　サギング（Sagging）徴候

- 背臥位で膝関節90°屈曲位とした際，後十字靭帯に断裂があると脛骨自身の重量によって脛骨前縁が下方に落ち込む現象をいう．陽性の場合，後十字靭帯断裂が疑われる．正常の場合，脛骨前縁は白線（図内）上に位置する．

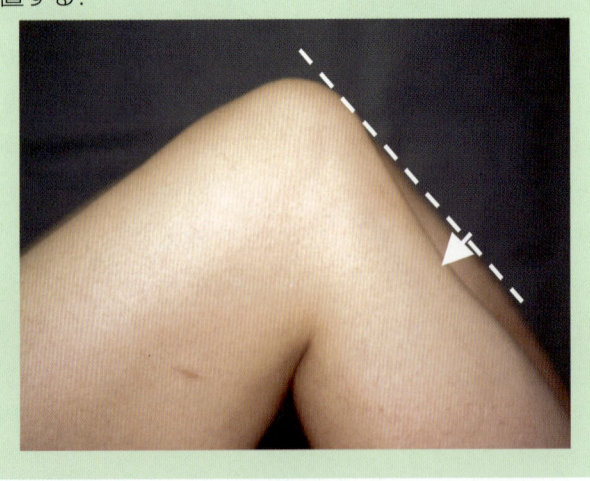

■ 左内側側副靱帯損傷，前十字靱帯損傷，内側半月板損傷．42歳，男性　　　（図5-8）

スキーで転倒した際，膝外反・下腿外旋強制より受傷する．

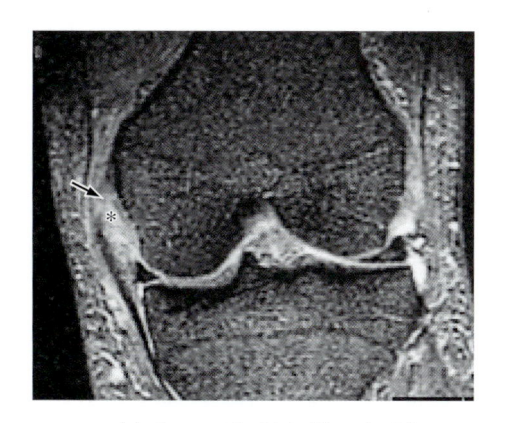

（向かって左が内側である）

● A：内側側副靱帯不全断裂（T2*強調冠状断像）．大腿骨内顆への付着部が不連続であり（矢印），深層の骨付着部にまで及ぶ高信号域を認める．浅・深層間の脂肪組織および滑液包内の浮腫を反映していると思われる高信号域が認められる（＊）．

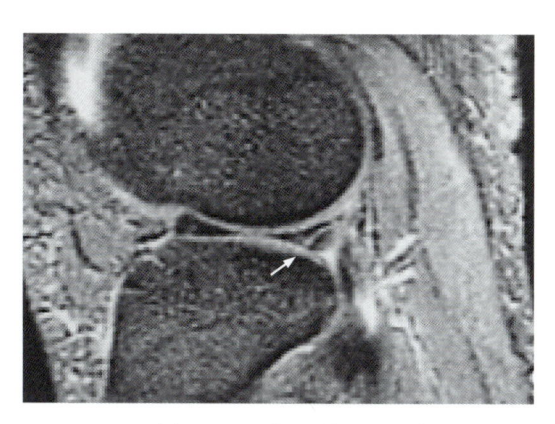

（向かって左が前である）

● B：内側半月板垂直断裂（T2*強調矢状断像）．内側半月板の後角に関節下面に達する放射状の高信号域を認める（矢印）．

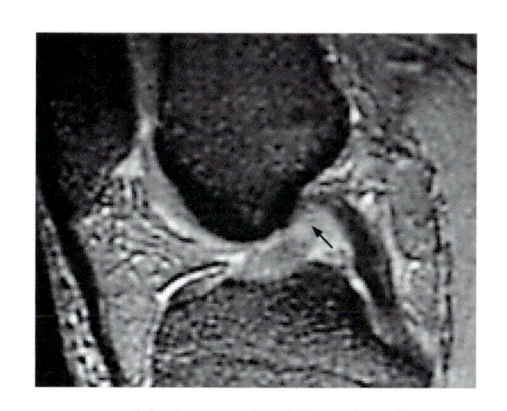

（向かって左が前である）

● C：前十字靱帯不全断裂（T2*強調矢状断像）．前十字靱帯の実質部に辺縁が不明瞭な靱帯内部の信号輝度上昇が認められる（矢印）．靱帯周囲にも高信号域が存在し，浮腫性変化を示唆している．

クリニカルポイント⓰　サギング（Sagging）徴候→p110

■ 第5章　膝関節・膝部

10. 腸脛靭帯

■ 腸脛靭帯を確認する

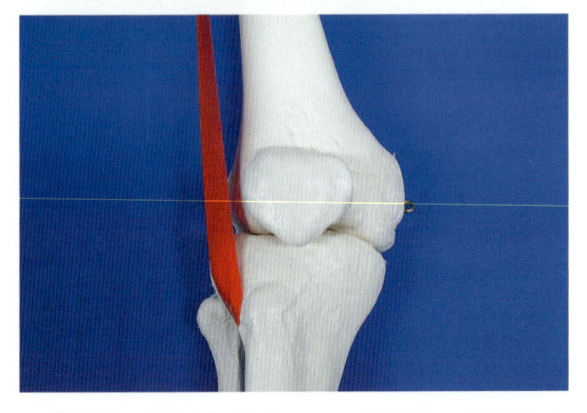

● 背臥位で腸脛靭帯をみる．膝関節の外側を走行し，脛骨のガーディ結節（外側顆下縁）につく．外側側副靭帯，大腿二頭筋とともに膝関節の内反動揺を抑制する．

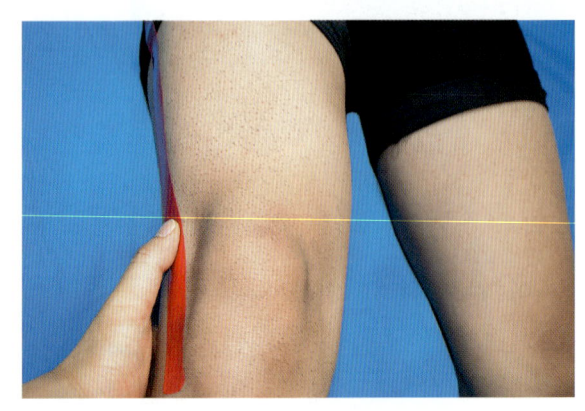

● 背臥位における腸脛靭帯の位置を示す．膝関節伸展位で膝蓋骨外側縁に手指を当て，股関節を屈曲・内旋位にすると腸脛靭帯が浮き上がることから理解できる．

■ 腸脛靭帯に関連する疾患

● **腸脛靭帯炎（ランナー膝：runner's knee）**

1）膝関節の屈伸時に，腸脛靭帯と大腿骨外側上顆との摩擦により炎症をきたすオーバーユース症候群である．
2）スポーツでは長距離ランナーに多く発生するので，ランナー膝と呼ばれる．
3）運動後に膝関節外側部の疼痛を訴え，下り坂の走行や階段降下時に疼痛が増強する．
4）大腿骨外側上顆に一致して，圧痛，運動時痛があり，軋音を触知することもある．
5）O脚や回外足などの下肢軸の異常は，大腿骨外側顆との間で摩擦を起こしやすいといえる．

■ 第5章　膝関節・膝部

11. 腓骨小頭

■ 腓骨小頭を確認する

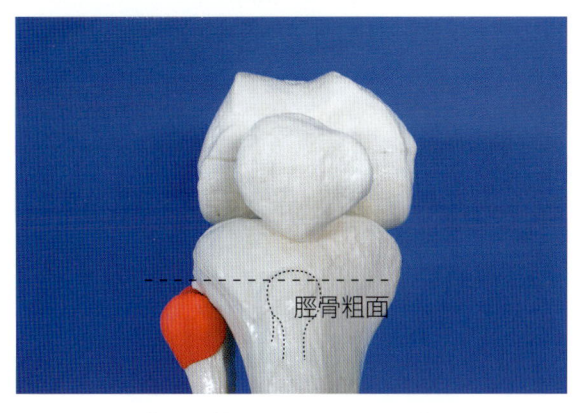

●膝関節90°屈曲位で，腓骨小頭を前面からみる．腓骨小頭は脛骨粗面の高さでやや外方に存在し，比較的後方に親指大の丸い骨隆起を触知できる．

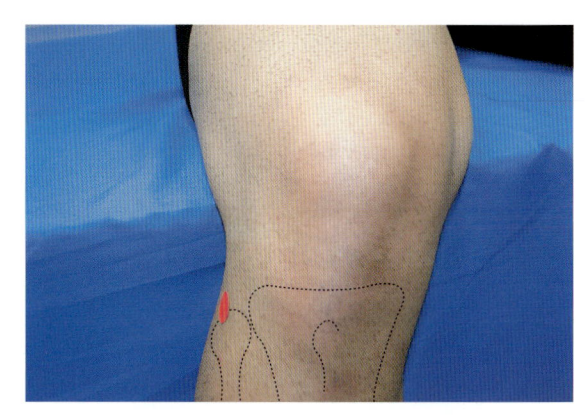

●膝関節90°屈曲位で前方からみた腓骨小頭の位置を示す．脛骨粗面の高さに位置しており，近位脛腓関節を構成する．足関節の他動的背屈・底屈によって，腓骨小頭は上下に移動することを確認する．

■ 腓骨小頭に関連する疾患

● 総腓骨神経麻痺

1）総腓骨神経の絞扼部位は，①大腿二頭筋腱，②腓骨頭などである．
2）臥床時の圧迫により発生することが多い．
3）その他，ギプスやファベラ※，ガングリオン，血腫などにより圧迫されることもある．
4）疾走中に足部の内がえしが強制され，腓骨神経が牽引されて起こることもある．
5）下肢の疼痛，知覚障害が主訴になることが多い．
　　※ ファベラ（fabella）：腓腹筋（外側頭）に関わる種子骨で，顆部後方に小さな円形の骨として認められる．

■ 第5章　膝関節・膝部

12. 下腿三頭筋

■ 下腿三頭筋を確認する

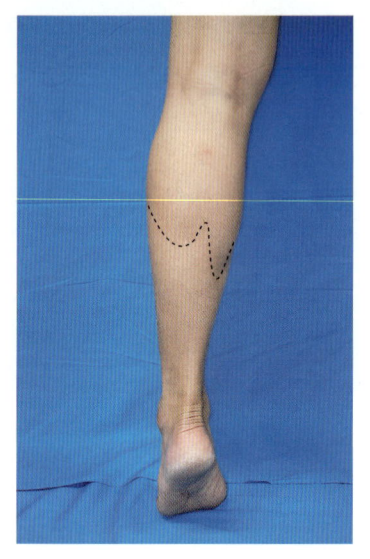

● 下腿三頭筋浅層のほとんどを腓腹筋が占める．筋の収縮をみるには，膝関節伸展位とし片脚でつま先立ちをさせると，下腿後面の内側・外側に筋の膨隆を確認できる．内側頭は外側頭と比べてより遠位に伸びている．

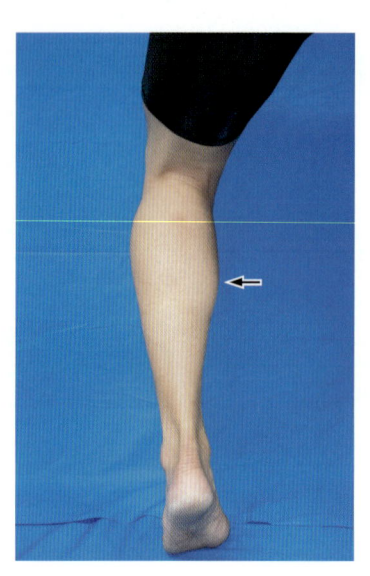

● 下腿三頭筋深層にはヒラメ筋が存在しており，後面からは確認しにくい．筋の収縮をみるには，膝関節を屈曲した肢位から徐々につま先立ちさせると，腓腹筋内側頭の内側縁にヒラメ筋の単独収縮を触知できる（矢印）．

■ 下腿三頭筋に関連する疾患

● 腓腹筋肉ばなれ

1) 腓腹筋の内側頭筋腹からアキレス腱移行部に発生することが多い．
2) テニス，バレーボール，バスケットボールなどで，着地後に足関節を背屈したときに発生しやすい．
3) 断裂音を聞くこともある．
4) 下腿三頭筋の中央部内側の筋腱移行部に圧痛と腫脹を認める．
5) 筋肉間損傷の場合，皮下出血斑が重力により足部まで出現することがある（図5-9-A）．
6) 超音波による観察も有用である（図5-9-B）．

第 5 章　膝関節・膝部

■ A：左腓腹筋肉ばなれ．35 歳，男性　　■ B：右腓腹筋肉ばなれ．48 歳，男性　　（図 5-9）

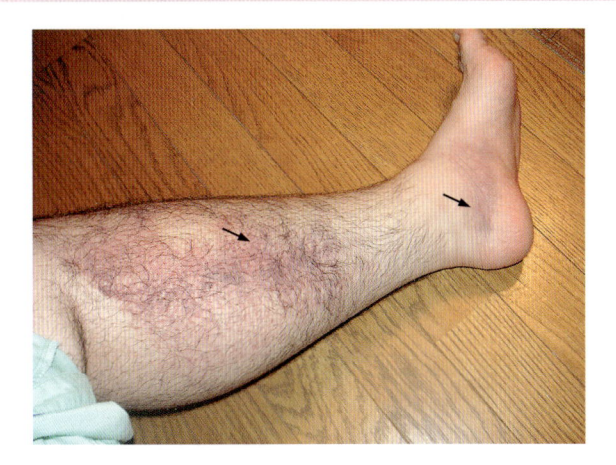

● A：下腿中央内側から足部内側におよぶ広範な皮下出血斑を認める（矢印）．

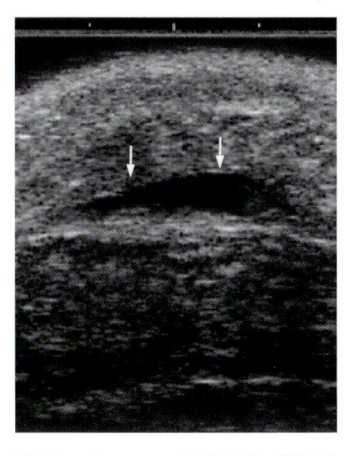

● B：B モード撮影（短軸像）にて腓腹筋中央部内側に出血を示唆する低エコー域を認める（矢印）．

第6章　足関節・足部

1. 外　果

■ 外果を確認する

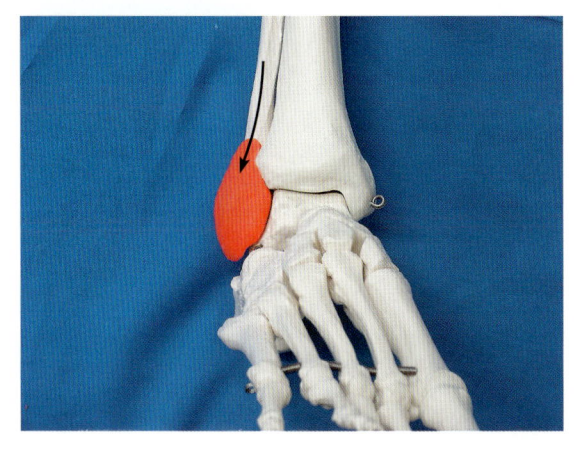

● 足関節前方より外果をみる．下腿の腓骨外側縁を遠位に下がっていくと，遠位端は明瞭な骨隆起として触知できる．

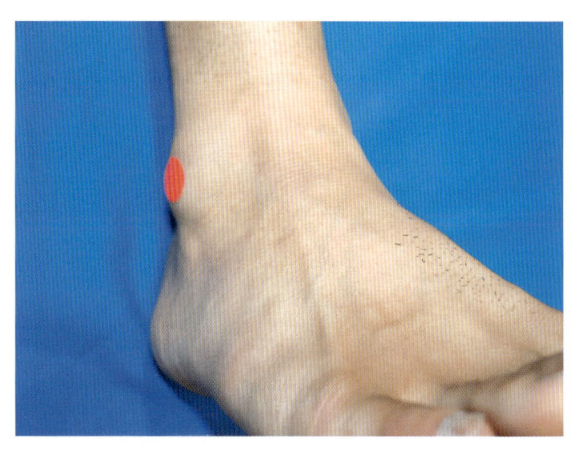

● 前上方より外果の位置を示す．足関節の外側で最も大きな隆起が外果である．

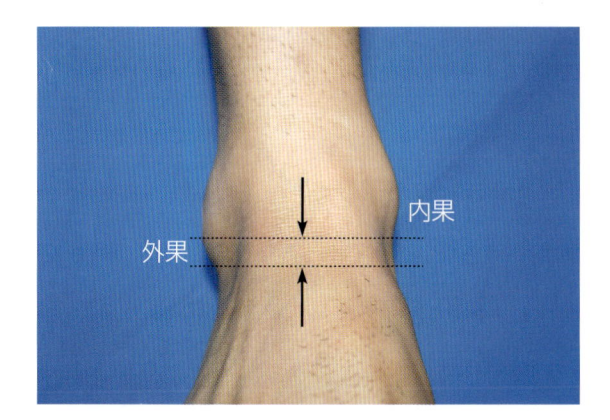

● 外果は内果と比べて遠位方向に長く，また後方に位置している．足関節の背屈・底屈によって，外果は上下に移動することを確認する．
足関節の動きと腓骨（外果）の間には，足関節背屈（伸展）時，腓骨は上方，外旋，開排（脛腓関節）の動きを伴い，一方，底屈（屈曲）時は逆の現象を示す．

1. 外　果

■ 外果に関連する疾患

● 果部骨折

1）転倒時や足を捻った際，下腿と足部に捻転力や回旋力が加わって発生する．
2）スポーツ外傷や，交通事故外傷として発生することが多い．
3）足関節部の疼痛，腫脹，機能障害は著明である（図 6-1）．
4）靭帯損傷はもちろん，脛骨内果骨折や後果骨折および腓骨外果骨折などが単独または複合・重複して発生する（図 6-2）．
5）起立歩行は不能である．

■ 右果部骨折．28 歳，男性 （図 6-1）

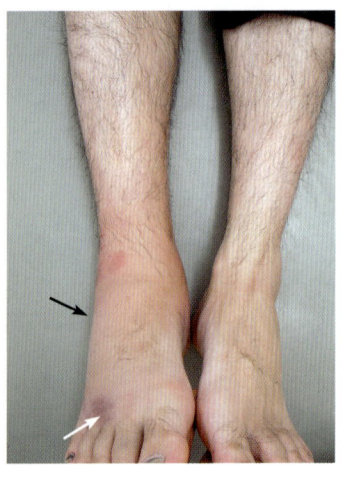

● A：右外果に骨折があり，足関節外側から背側にかけて著明な腫脹（黒・白矢印）を認める．

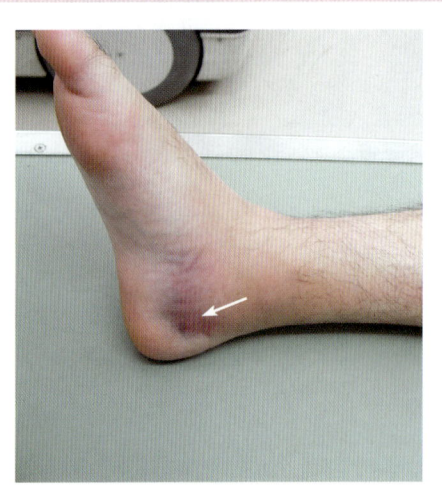

● B：足関節の内側にも広範な皮下出血斑（白矢印）を認める．

■ 左果部骨折．36 歳，男性 （図 6-2）

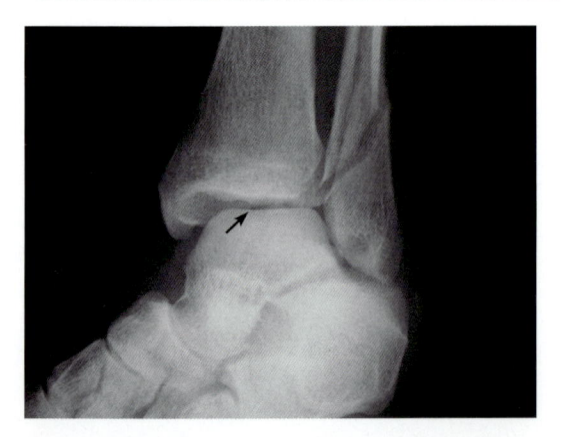

● A：単純 X 線による内旋位斜位像である．この撮影肢位は，外果の斜骨折と脛骨後果の骨折（矢印）を明らかにできることが多い．

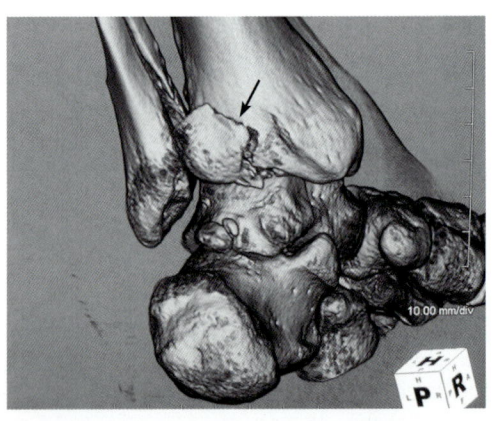

● B：3D-CT 画像により，外果の斜骨折と脛骨後果の骨折が描出される（矢印）．

第6章　足関節・足部

2. 第5中足骨粗面

第5中足骨粗面を確認する

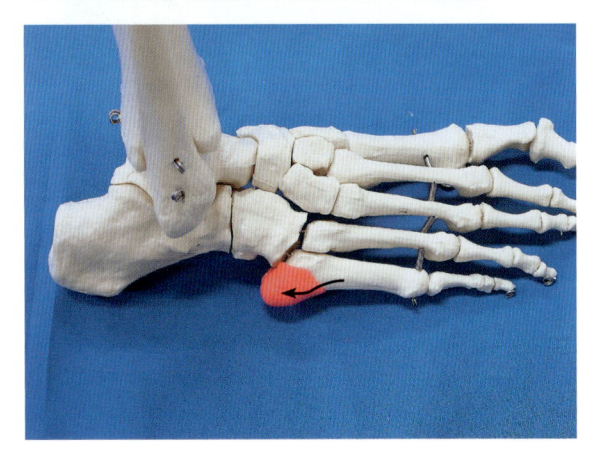

- 中足骨粗面は第5中足骨のみに存在する名称である．第5中足骨外側面を近位に移動すると，外後方に突出した骨隆起を触知できる．

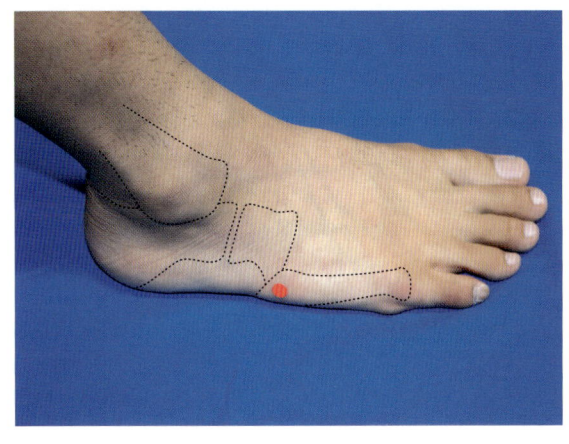

- 足背よりみた第5中足骨粗面の位置を示す．立方骨との関節（足根中足関節）における可動域は大きく，また短腓骨筋が停止することから，外力を受けやすい部位であることを確認する．

第5中足骨粗面に関連する疾患

● 第5中足骨粗面裂離骨折

1) 内がえし強制による，短腓骨筋の牽引力で生じる裂離骨折である．
2) 中足骨骨折では最も頻度が高い．
3) 下駄を履いて歩行中に発生することが多かったため，下駄骨折といわれる．
4) 骨折部を中心に著明な限局性圧痛，腫脹を認め，経時的に皮下出血斑が出現する（図6-3）．
5) 骨折部は単純X線斜位像でよく描出される（図6-4）．

2. 第5中足骨粗面

右第5中足骨粗面裂離骨折．23歳，女性　　　（図6-3）

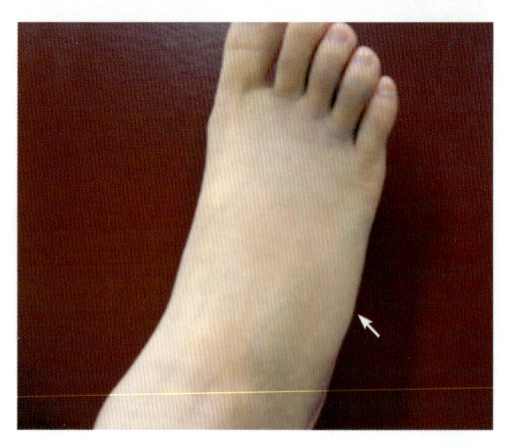

● A：第5中足骨粗面を中心に著明な腫脹を認める（矢印）．原因の多くは足関節の内がえしを強制され，短腓骨筋の牽引によって粗面に裂離骨折をきたす．

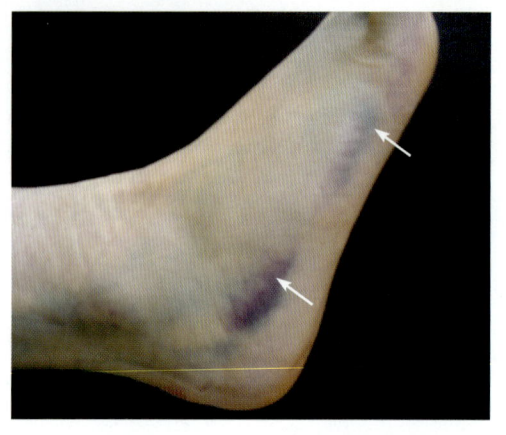

● B：第5中足骨粗面を中心に足部全体に皮下出血斑が見られる．

右第5中足骨粗面裂離骨折．15歳，男性　　　（図6-4）

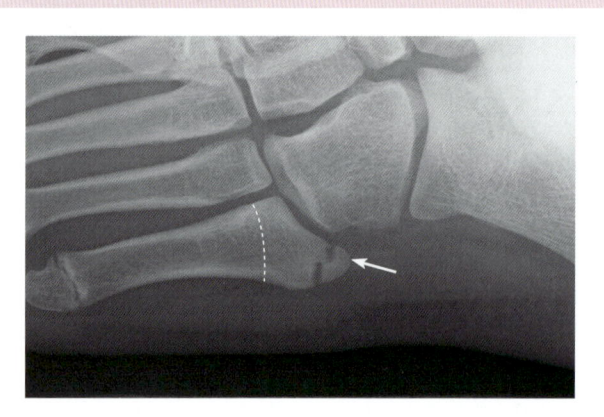

● 第5中足骨粗面に裂離した骨片を観察できる．骨折線がさらに遠位にあって，中足骨骨幹端基部での骨折はジョーンズ骨折（点線）となり，この場合，骨癒合は極端に悪くなることから，固定期間は長めにする．

第6章　足関節・足部

3. 前距腓靱帯

前距腓靱帯を確認する

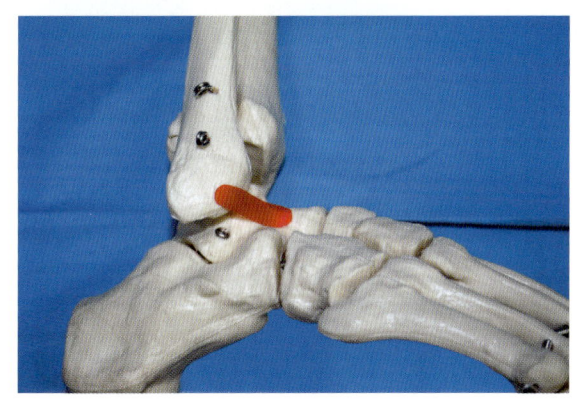

- 足関節外側より前距腓靱帯をみる．
外果前縁より距骨頸外側に水平に走行する関節包内靱帯であり，足関節外側の安定性に直接関与している．

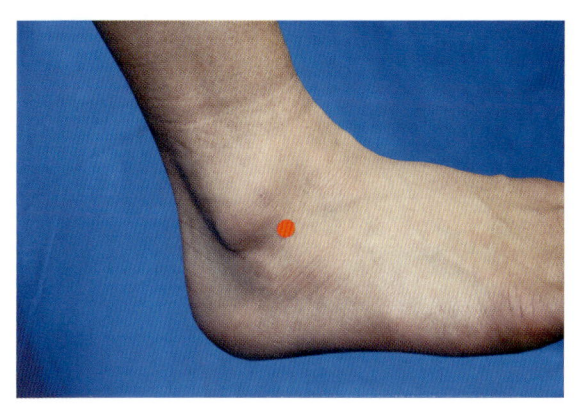

- 足関節中間位における前距腓靱帯の位置を示す．足関節中間位では腓骨軸とほぼ直角で前方に位置し，弛緩している．外果前縁前方に手指を当てると，その直下に前距腓靱帯を触知できる．

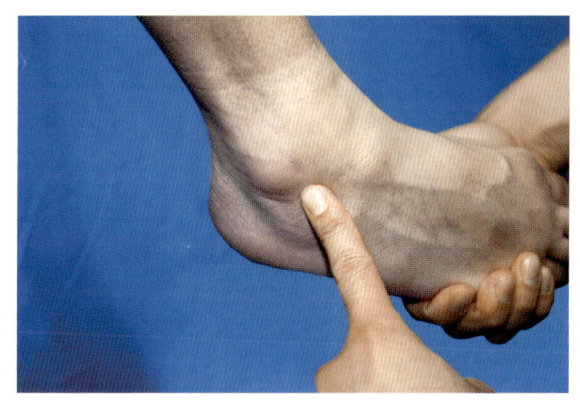

- 前距腓靱帯は底屈位で緊張するため，足関節を他動的に内がえしすると比較的分かりやすい．

3．前距腓靱帯

■ 前距腓靱帯に関連する疾患

● 足関節外側靱帯損傷

1）内がえし強制により発生する．
2）前距腓靱帯の単独損傷の場合，外果の前方を中心にした腫脹および最大の圧痛点を認める．
3）踵腓靱帯損傷を合併した場合，外果全体に腫脹を生じ，外果後下方にも圧痛を認める．
4）経時的に後足部外側下縁に皮下出血斑が出現することがあるが，これは関節包を含む断裂が示唆される（図6-5）．
5）損傷部位は弾力性に乏しい距骨側が多く，次いで腓骨側，中央部の損傷である．
6）小児の場合，大部分は外側靱帯付着部の骨軟骨の裂離骨折である（図6-6）．
7）受傷直後は起立不能となることがあるが，多くはしばらくすると歩行可能となる．
8）同様の発生機序で，前脛腓靱帯や二分靱帯，第5中足骨の背側足根中足靱帯なども損傷することがあるため，圧痛部位を丁寧に確認する必要がある．

■ 右足関節外側靱帯損傷の外観．36歳，男性　　　（図6-5）

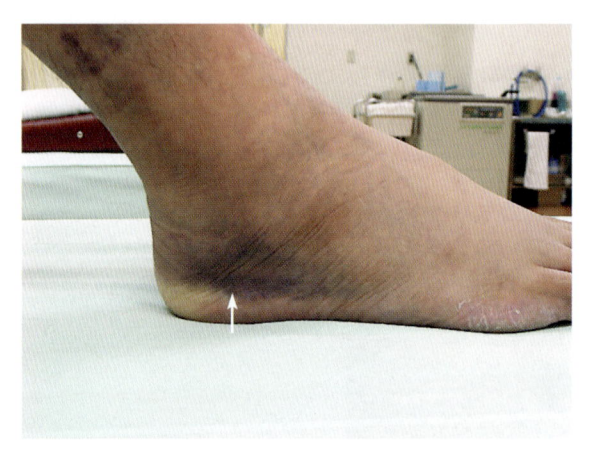

●前距腓靱帯および踵腓靱帯損傷．左足部の外側で外果全体に腫脹を認める．外果下方には皮下出血斑を認める（矢印）．

■ 右腓骨外果裂離骨折．8歳，男性　　　（図6-6）

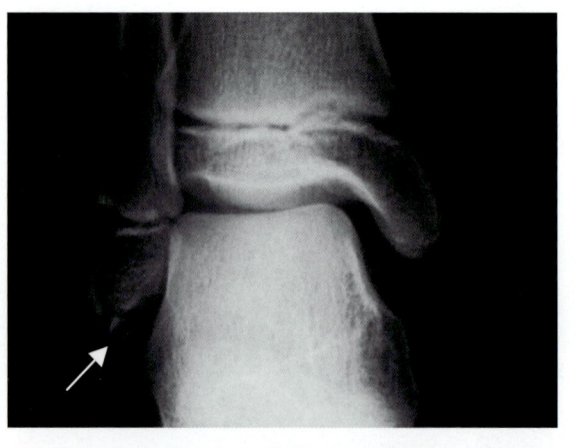

●前距腓靱帯付着部に裂離骨片を認める（矢印）．

第6章 足関節・足部

4. 足根洞

足根洞を確認する

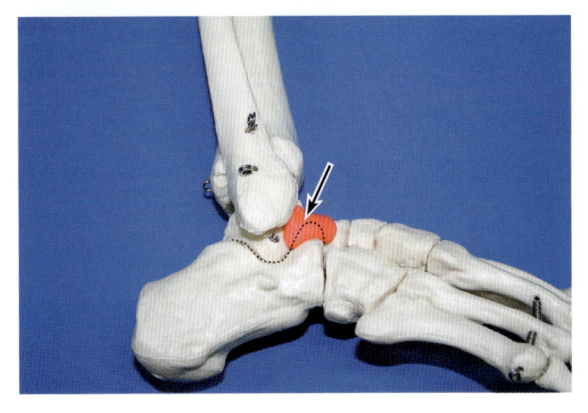

- 足部の外側から足根洞（矢印）をみる．踵骨の前上縁と距骨の前下縁で構成される陥凹（間隙）であり，この間隙は足部の内側からやや下前外方に向かって約45°の角度を有する．

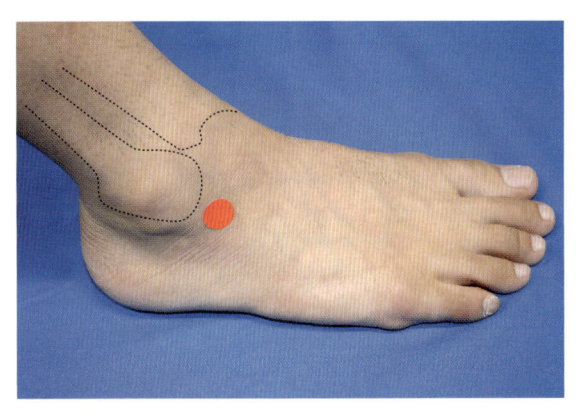

- 足背からみた足根洞の位置を示す．脛腓関節の直下にあって，腓骨前縁の陥凹を触知する．足根洞内には骨間距踵靭帯を有しており，距踵関節の安定性を高めている．

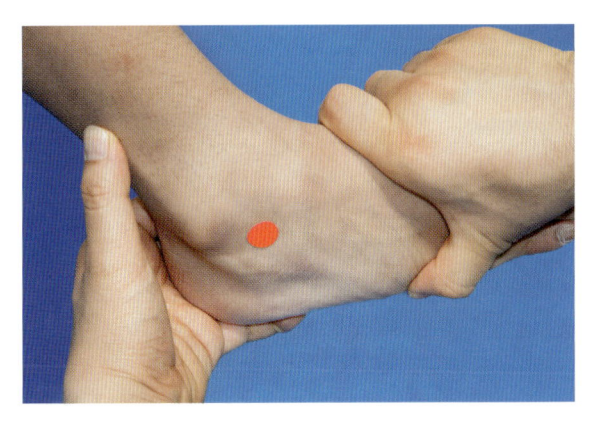

- 足根洞の触知は，前足部を他動的に内反すると比較的分かりやすい．また，足根洞のすぐ後上方に前距腓靭帯を確認できる．

4. 足 根 洞

■ 足根洞に関連する疾患

● 足根洞症候群

1）足根洞や足根洞周囲組織の損傷が，直接的あるいは間接的に足部に疼痛や不安定感をもたらす疾患群である．
2）原因については不明な点が多いが，足関節捻挫を契機として発症することが多い．
3）通常の単純X線およびストレスX線検査では異常を認めないことが多い．
4）足外側部の疼痛を主訴とし，不整地歩行や運動によって増悪する．
5）足根洞の外側開口部に著明な圧痛を認め，内がえし強制によって疼痛が誘発される．
6）足根洞内には血管や多くの神経終末が確認されており，骨間距踵靭帯も感覚器としての役割を有すると考えられている．

■ 第6章　足関節・足部

5. 長・短腓骨筋腱

■ 長・短腓骨筋腱を確認する

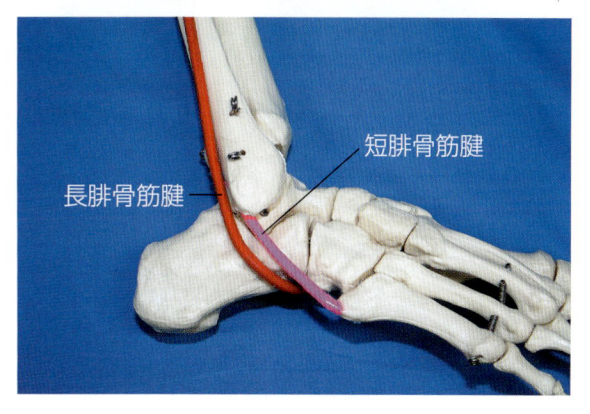

● 長・短腓骨筋腱の走行をみる．外果の後下方の骨際に指を当てて，足関節の外がえしを行わせる．反対方向に抵抗を加えると，前方に短腓骨筋腱，後方に長腓骨筋腱の2つの腱を触知できる．

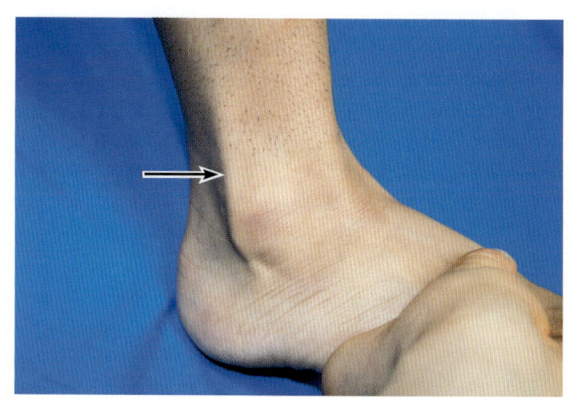

● 足関節の外方における長・短腓骨筋腱の位置を示す．外がえし運動に抵抗を与えることで両腱の浮き上がりを触知できる（矢印）．とくに短腓骨筋腱は中足骨粗面に停止することを指で確認する．

■ 長・短腓骨筋腱に関連する疾患

● 腓骨筋腱脱臼

1) ほとんどの場合，長腓骨筋腱の単独脱臼である．
2) 足関節背屈・外反時に生じやすく，スキーによる発生が多い．
3) 外果後方の疼痛，腫脹，限局性圧痛，皮下出血斑がみられる．
4) 外果直上に脱臼した腱が索状物として触知できる（図6-7）．
5) 保存療法における固定肢位は，足関節底屈位とする．

● 腓骨筋腱炎

1) 足関節の繰り返す運動により発生するオーバーユース症候群である．
2) O脚，ハイアーチ（外側荷重）などの下肢軸の異常は，摩擦を起こしやすいといえる．また，硬いグラウンドや，靴が腱をこするなども要因として挙げられる．
3) 外果下部や第5中足骨基部で圧痛・腫脹を認め，足関節外反に抵抗を加えると疼痛を誘発できる．
4) 下腿外側上方へ痛みが放散することもある．悪化すると局所的なクリック音を触知できる．

5. 長・短腓骨筋腱

■ 右腓骨筋腱脱臼．30歳，女性　（図6-7）

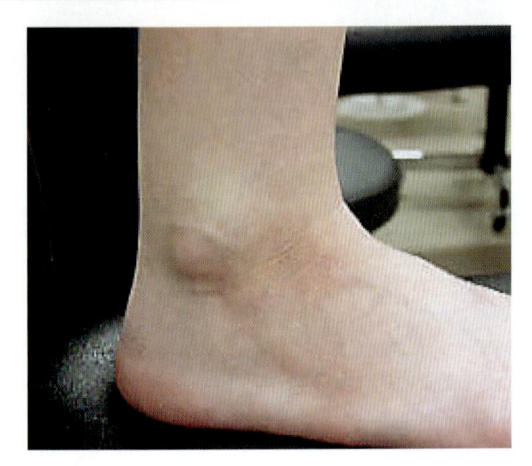

●A：安静立位では腓骨筋腱は外果の後方を通過しており，腱脱臼をうかがわせるサインはみられない．

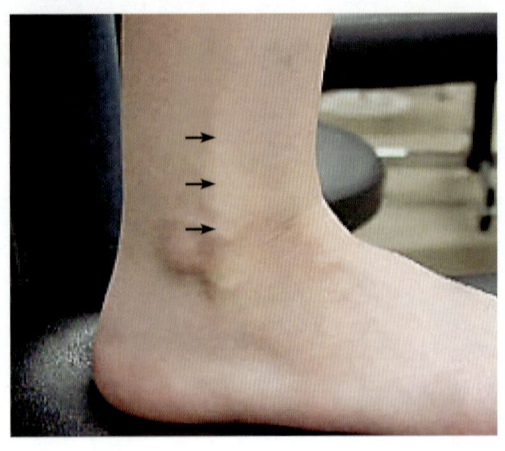

●B：足関節を背屈，あるいは外反によって，腓骨筋腱は外果を乗り越えて前方に移動する（矢印）．原因として，外果後方の腓骨筋支帯の断裂が挙げられる．初期であれば，足関節底屈位での安静・固定が必要であり，不十分な固定は腱の反復性脱臼をもたらす．

■ 第6章　足関節・足部

6. 踵骨前方突起

■ 踵骨前方突起を確認する

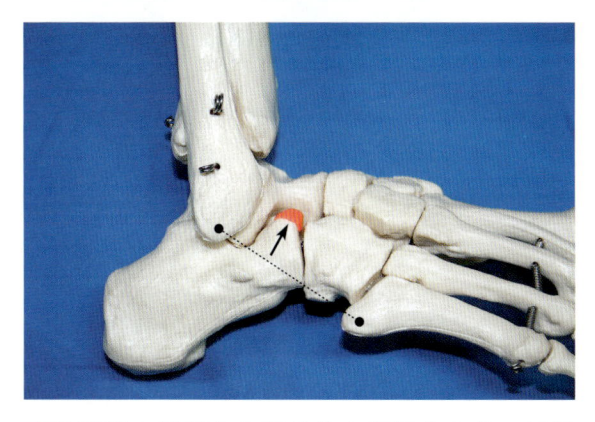

- 足関節の外側から踵骨前方突起をみる．外果の先端と第5中足骨粗面間の中点に垂線を引き，前方約1cmに小さな骨の突起を触知できる．二分靱帯が付着する部位である．足関節捻挫時の圧痛部位としても確認する．

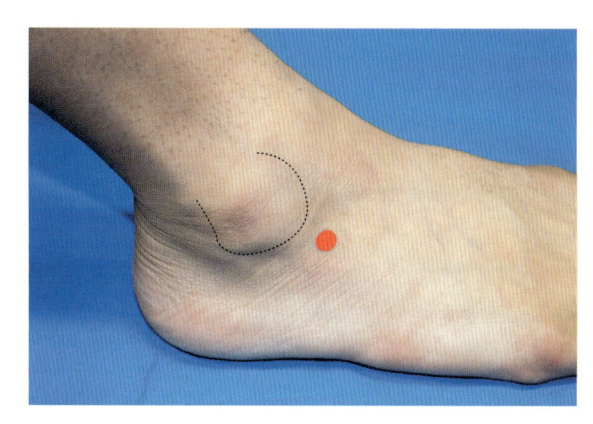

- 足部外側から踵骨前方突起の位置を示す．外果の先端で触れることができ，二分靱帯が付着する部位であることから，足関節捻挫時の圧痛部位としても確認する．

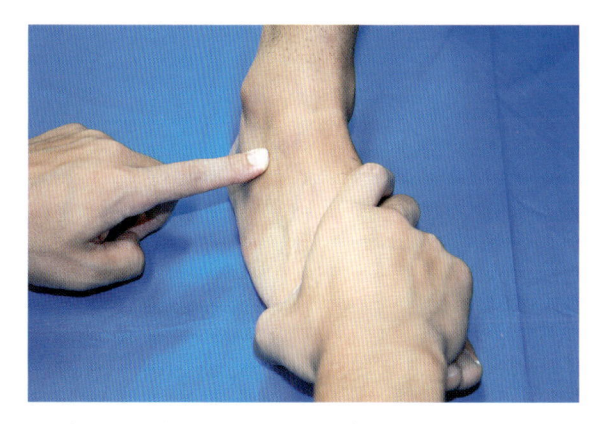

- 前足部に他動的内転を加えることにより分かりやすくなる．足根洞の下縁を構成する小さな骨の隆起は，踵骨前方突起として確認できる．

6. 踵骨前方突起

■ 踵骨前方突起に関連する疾患

● 二分靱帯※損傷

1）足関節が底屈位にあるとき，前足部に内転強制が加わって発生する．
2）二分靱帯踵骨付着部の裂離骨折（踵骨前方突起骨折）を生じることがある．
3）前距腓靱帯損傷とは明らかに腫脹と圧痛部位が異なるため，判別は容易である．
　　※ 二分靱帯は，背側踵立方靱帯と背側踵舟靱帯が直角に分かれて交叉した走行をしていることからこのように呼称されている．

第6章　足関節・足部

7. 内　果

内果を確認する

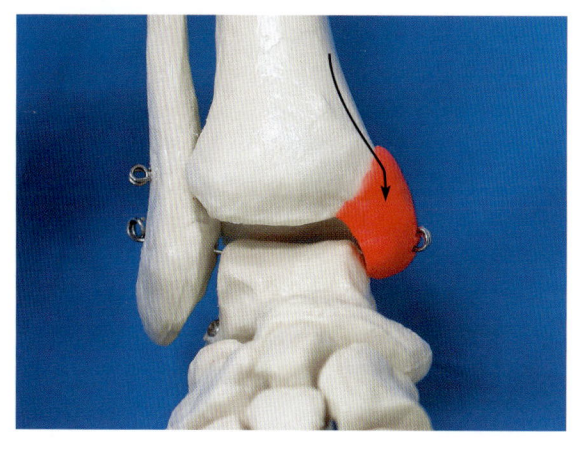

● 足関節前方より内果をみる．下腿の脛骨内側縁を遠位に下がっていくと明瞭な骨隆起として内果を触知できる．

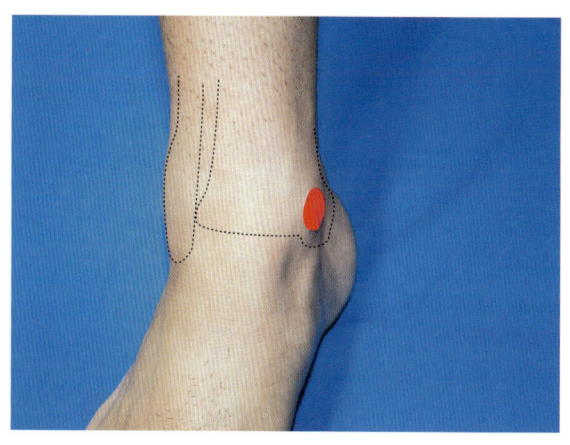

● 前内上方より内果の位置を示す．足関節の内側で最も大きな隆起が内果である．
脛骨内側縁を遠位に下がっていくと明瞭な骨隆起を触知できる．

内果に関連する疾患

● 果部骨折

外果骨折の項（p118）参照のこと．

第6章　足関節・足部

8. 舟状骨結節

■ 舟状骨結節を確認する

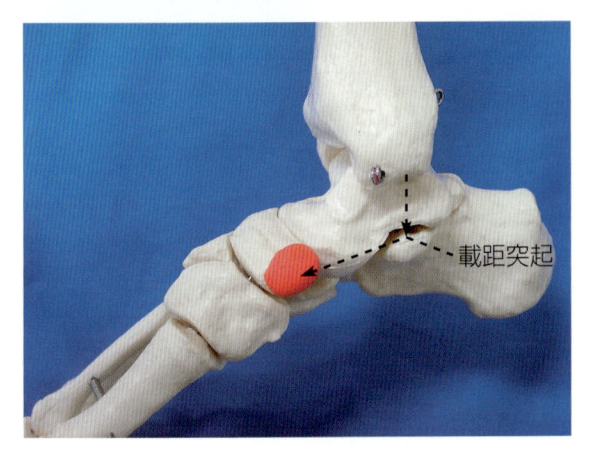

● 足部内側より舟状骨結節をみる．内果下縁の1横指直下に指を滑らせると小さな骨の突起（踵骨の載距突起）を触知できる．そこからさらに1横指遠位に指を移動すると大きな骨の隆起を確認できる．

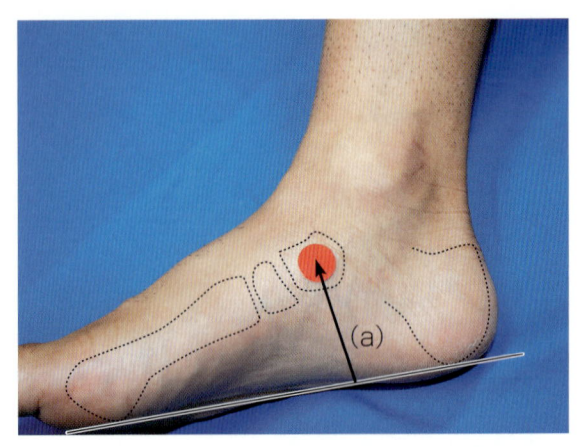

● 足部内側における舟状骨結節の位置を示す．この部位は内側アーチにおけるキーストーン（key stone）となり，舟状骨高比（舟状骨高：a（矢印）/足長）の計測によって足部の形態（アーチ高）を推測できる．

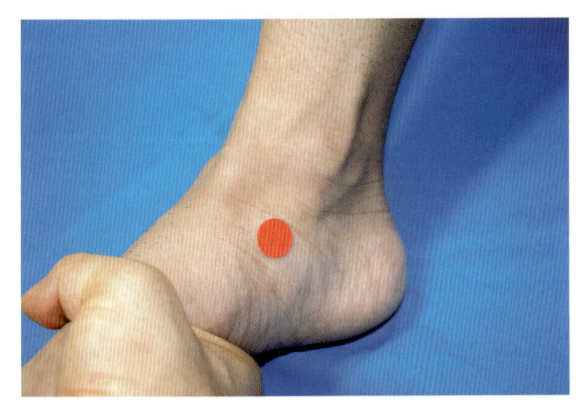

● 足部の内がえし運動に対して抵抗を加えることで後脛骨筋の収縮を触知できる．この筋は舟状骨結節の下方を通って足底に進入していく．

■ 舟状骨結節に関連する疾患

● 外脛骨障害

1）外脛骨とは舟状骨内側にある副骨であり，その存在自体は病的なものではない（図6-8）．
2）急激・過度な運動負荷あるいは外傷などによって，有痛性外脛骨へ移行する．
3）スポーツ活動がさかんな思春期に多く発症する．
4）内果とのインピンジメントによるものでは，外脛骨上方に圧痛があり，後脛骨筋付着部炎によるものでは外脛骨下方に圧痛がある．また，靴との摩擦によるものでは外脛骨中央部に圧痛がでやすいといえる．

■ 右外脛骨障害．31歳，女性 （図6-8）

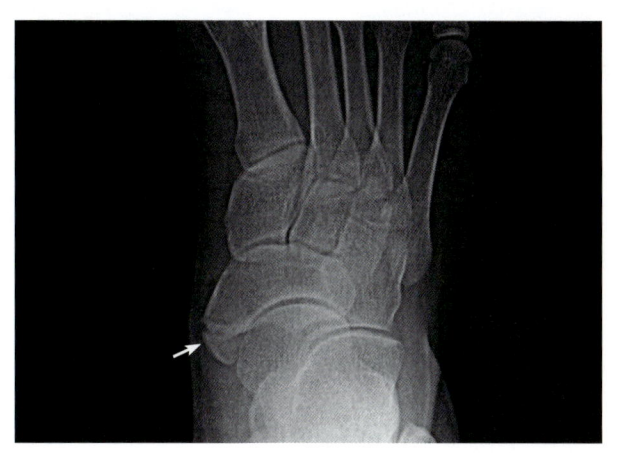

● 右足部のX線像である．距骨の遠位に位置する舟状骨内側縁にみられる．これは骨折ではないので，鑑別には慎重を要する．後脛骨筋の種子骨との見方もあるが，運動痛がみられれば足底板等の使用も有効である．

■ 第6章　足関節・足部

9. 足背動脈

■ 足背動脈を確認する

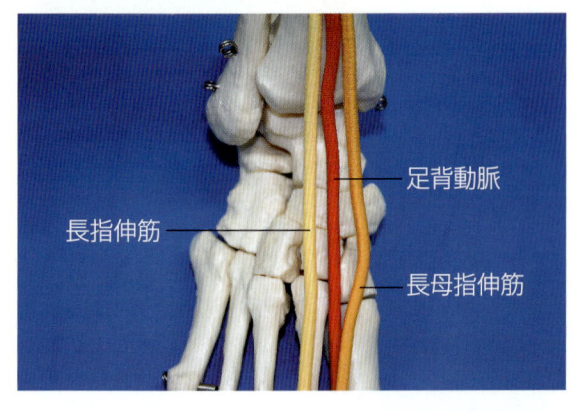

● 足関節前面から足背動脈をみる．膝窩動脈は骨間膜を貫通した後に前脛骨動脈と名前を変え，さらに足背動脈となる．長母指伸筋腱と指伸筋腱間を走行する．

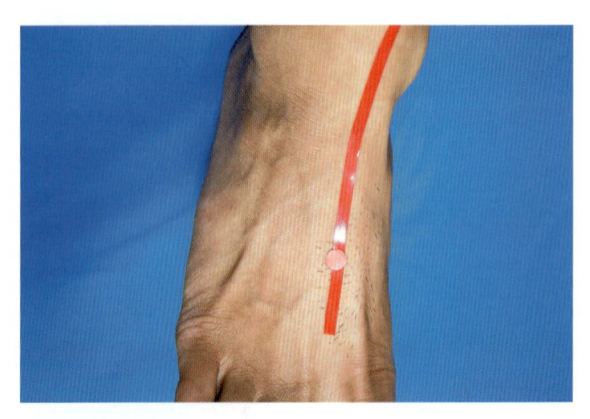

● 足関節前面における足背動脈の位置を示す．足首の前面で長母指伸筋腱と指伸筋腱間を走行し，さらに足背で第1と第2中足骨間に足背動脈の拍動を確認する．

■ 足背動脈に関連する疾患

● 閉塞性動脈硬化症

1）動脈硬化による狭窄，閉塞により，特に下肢の血流量が減少する疾患で，50～80歳の男性に多くみられる．
2）下肢虚血により，しびれ感，冷感，間欠性跛行を呈する．
3）本疾患の場合，足背動脈の拍動が減弱，消失する．
4）間欠性跛行は腰部脊柱管狭窄症などの疾患によっても起こり，その場合は，足背動脈の拍動は正常に触れる．
5）足関節周囲の動脈として，内果後方の後脛骨動脈の拍動も触知できるようにする．
6）主たる原因として，腸骨動脈の狭窄によることがあり，大腿動脈の拍動についても左右差を確認する必要がある．

■ 第6章　足関節・足部

10. 中足骨

■ 中足骨を確認する

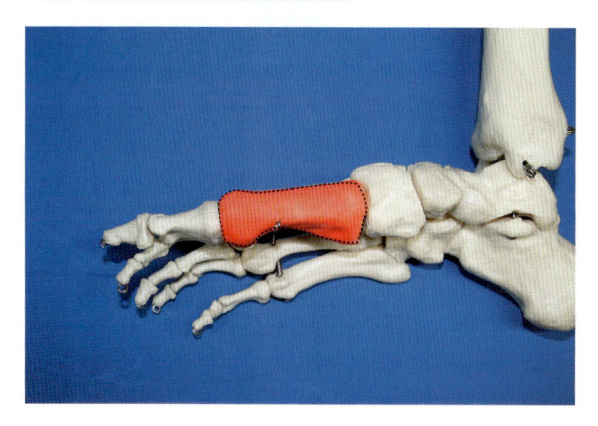

● 足部内側から中足骨をみる．舟状骨結節の遠位で関節裂隙を触知し，その遠位に中足骨底を確認する．さらに，中足骨内側縁にそって指を遠位に滑らせると中足骨頭の膨隆を触知できる．

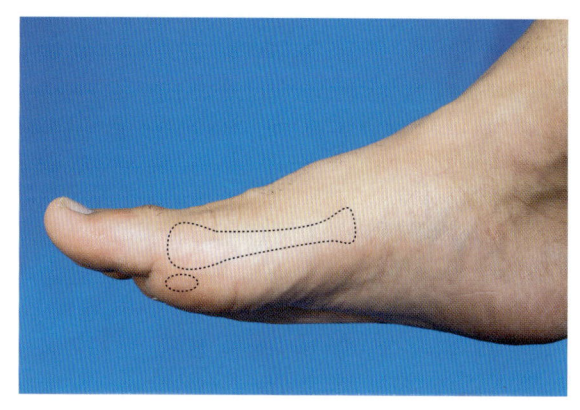

● 足部内側から中足骨の位置を示す．舟状骨結節の遠位で足根中足関節を形成し，その遠位では中足骨頭となって基節骨底との間で中足指節関節を構築する．中足骨頭の直下には2個の種子骨が存在する．

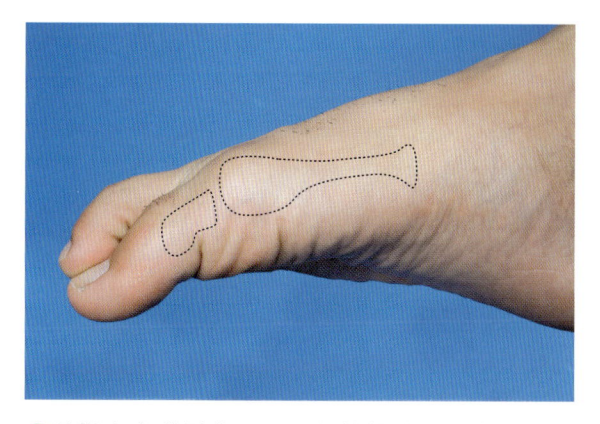

● 足指を自動屈曲させると基節骨が足底に移動するため，背側に中足骨頭が大きな骨の膨隆として触知できる．

10. 中足骨

■ 中足骨に関連する疾患

● 中足骨骨折

1) 重量物の落下や乗り物による轢過などの直達外力による場合と，踏みはずし・踏み違えの前足部捻転損傷などの介達外力による場合がある．
2) 直達外力による場合は横骨折，介達外力による場合は斜骨折または螺旋状骨折となることが多い（図6-9-A）．
3) 第5中足骨骨幹端部骨折はジョーンズ骨折とも呼ばれ，下駄骨折と異なって骨癒合遷延や偽関節に陥りやすく注意が必要である（図6-9-B）．

● 中足骨疲労骨折（行軍骨折）

1) 陸上競技，剣道，テニス，バスケットボールなどのスポーツ活動によって発生することが多い．
2) 第2，第3中足骨に好発し，特に骨幹部に疲労骨折を生じやすい．
3) 中足部の疼痛が主症状であり，骨折部に軽度の熱感や腫脹を認めることもある．
4) 一般的に骨折線がはっきりしないことが多く，発症後2～3週間の単純X線像でわずかな骨折線か仮骨による骨肥厚を認める（図6-10）．

● フライバーグ病（第2ケーラー病）

1) 中足骨頭（背側骨端核）に起こる無腐性骨壊死（阻血性骨壊死）である．
2) 思春期の女性に多く，大部分は第2中足骨に発症する．
3) 中足指節関節部を中心に軽度の発赤，圧痛，腫脹がみられ，荷重により疼痛が増強する．
4) 年長者ほど予後不良である．

■ A：左第5中足骨骨幹部骨折. 28歳, 女性　■ B：右第5中足骨骨幹端部骨折. 49歳, 女性　（図6-9）

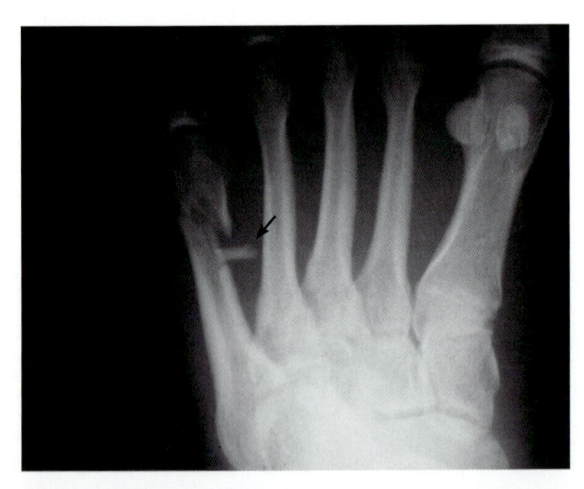

● A：足部のX線像である．階段降下中に転倒して受傷．第5中足骨に斜骨折と第3骨片を認める（矢印）．

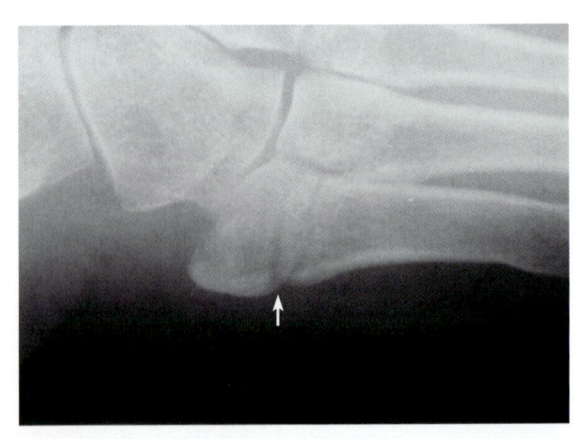

● B：第5中足骨のX線像である．第5中足骨骨幹端部の骨折であり，ジョーンズ骨折と考えられる．

■ 第3中足骨疲労骨折（発症から4週）．17歳，女性　　　（図6-10）

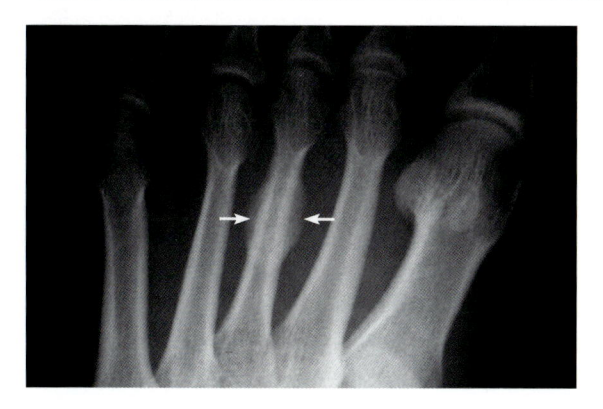

● A：中足骨のX線像である．第3中足骨骨幹部に骨膜反応が認められる（矢印）．疲労骨折は第2・3中足骨に多くみられる．

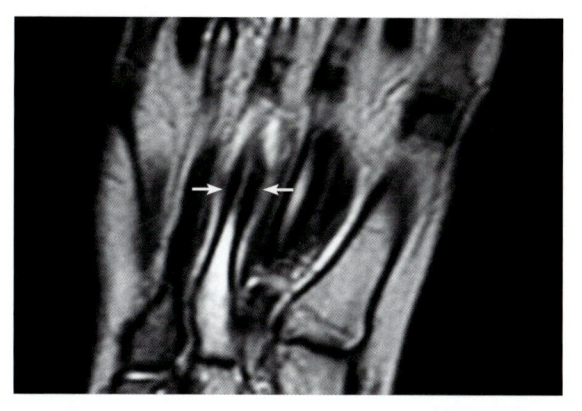

● B：第3中足骨の骨髄および骨皮質近傍の軟部組織に高信号を示す浮腫性変化が認められる．単純X線像で骨膜反応が認められる部位は低信号を呈している（矢印）．

クリニカルポイント⑰　関節リウマチによる破壊性脱臼

● 基礎的疾患により関節を構成する組織に病的変化が起こり，その結果，生じる脱臼を病的脱臼という．外傷性脱臼と異なり，関節包の断裂はない．
病的脱臼はその原因により以下の3つに分類される．
 1）麻痺性脱臼：関節周囲筋の麻痺により，関節構成体が弛緩して起こる脱臼．
 2）拡張性脱臼：関節液の多量貯留による脱臼．
 3）破壊性脱臼：関節構成体の破壊による脱臼．

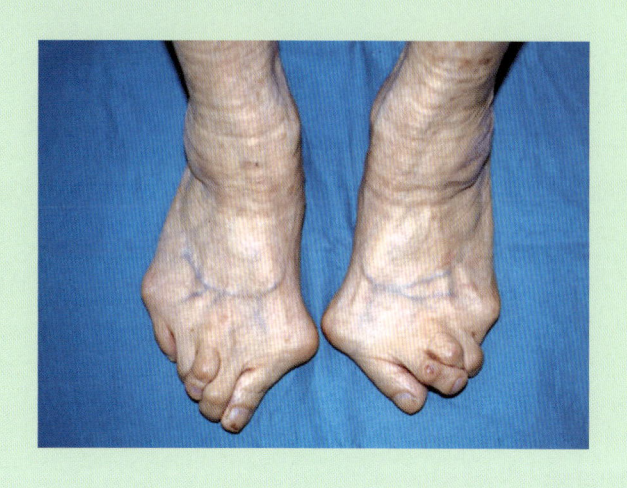

■ 第6章　足関節・足部

11. アキレス腱

■ アキレス腱を確認する

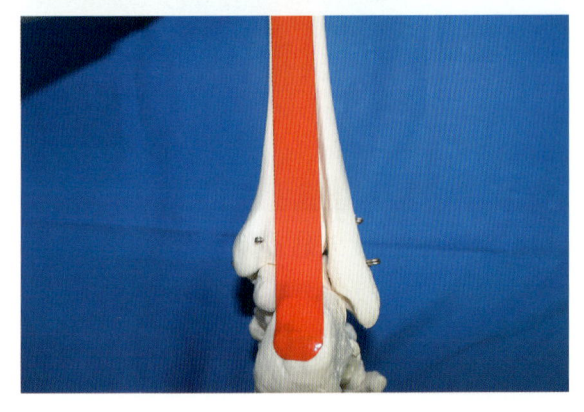

● 下腿の後方よりアキレス腱をみる．下腿三頭筋の下端を左右につまんで遠位に指を滑らせると索状の腱組織となって踵骨隆起に付着する．

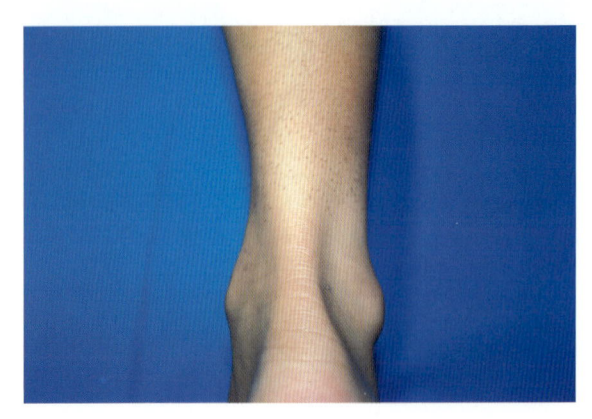

● 下腿の後方におけるアキレス腱の位置を示す．正常であれば，アキレス腱は内果・外果の中央を通過して踵骨隆起に停止する．腱断裂は踵骨停止部の近位約5cm付近が多い．

■ アキレス腱に関連する疾患

● アキレス腱断裂

1) 床を蹴ったとき，ジャンプ，ストップ，急な方向転換，踏ん張ったときなどに発生する．
2) 30〜40歳代に好発する．
3) 断裂部周囲に腫脹を認め，断裂部に陥凹を触知できる（図6-11-A）．
4) 足関節底屈自動運動は後脛骨筋，長短腓骨筋，長指屈筋などの働きで可能な場合もあるが，つま先立ちは不能である．
5) 被検者を腹臥位にして膝を90°屈曲位にさせると，健側は下腿三頭筋の緊張で底屈するが，患側は足関節中間位となる（図6-11-B）．
6) 腱の連続性を確認するにはトンプソンテストが有用である．
7) 超音波による観察も有用である（図6-12）．

● アキレス腱炎・周囲炎

1) 病因として加齢による腱の変性，下腿三頭筋の筋力および柔軟性の低下，路面の変化，不適切な靴などが関与しているが，主な要因としてオーバーユースによる伸張ストレスがあげられる．
2) 足部の過回内によって生じる内側型，過回外によって生じる外側型，さらにその混合型である中間型に分類することができる．
3) 運動時または運動後にアキレス腱部の発赤，腫脹，熱感，圧痛を認めるが，臨床的に両者の鑑別は困難である．

第6章 足関節・足部

■ 左アキレス腱断裂．72歳，男性　　　（図6-11）

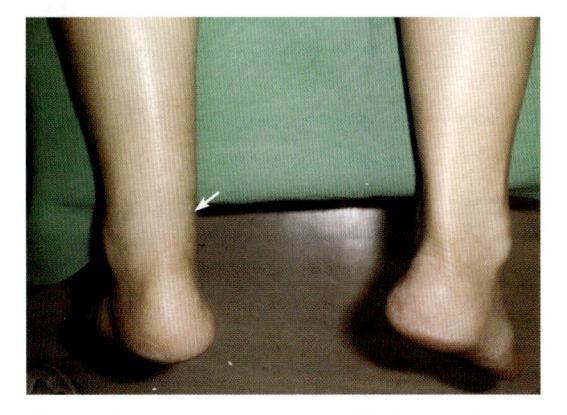

● A：左下腿のアキレス腱（矢印）に著明な腫脹を認め，腱の輪郭は不明瞭となっている．多くは踵骨の上2～6 cmのところで断裂を起こすことが多い（腱の乏血部位であるため）．

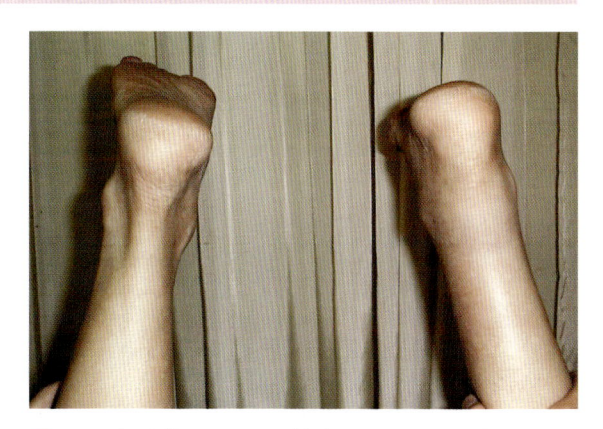

● B：腹臥位で下腿を後方よりみる．向かって左（健側）は下腿三頭筋の牽引力により足関節は底屈するが，右（患側）は底屈できず中間位のままである．他の検査法としてトンプソンテストがある．

■ 左アキレス腱断裂．28歳，男性　　　（図6-12）

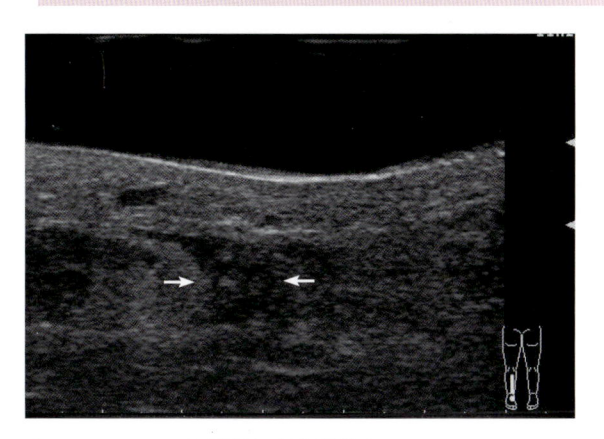

● A：Bモード撮影（長軸像）によってアキレス腱内に出血を示唆する低エコー域を認める．断裂した断端を確認できる（矢印）．

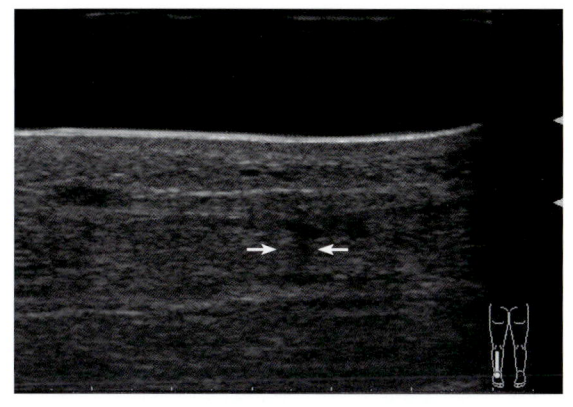

● B：足関節最大底屈位では，断裂した断端が接近しているのが分かる．したがって，少なくとも底屈30°以上を固定肢位とする．

■ 足関節・足部

12. 足底腱膜

■ 足底腱膜を確認する

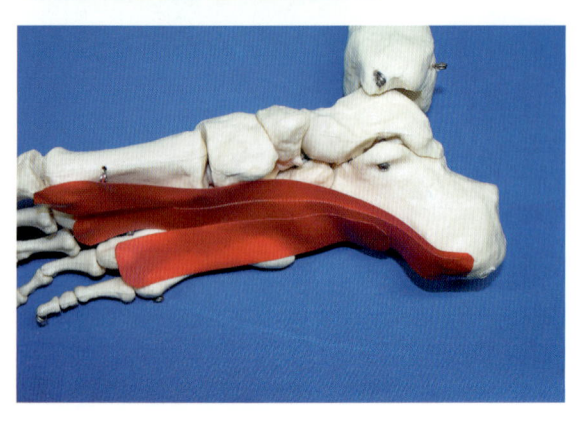

● 足底から腱膜をみる．踵骨内側突起から基節骨底面を結ぶ浅在性の膜である．アーチの保持に作用する．

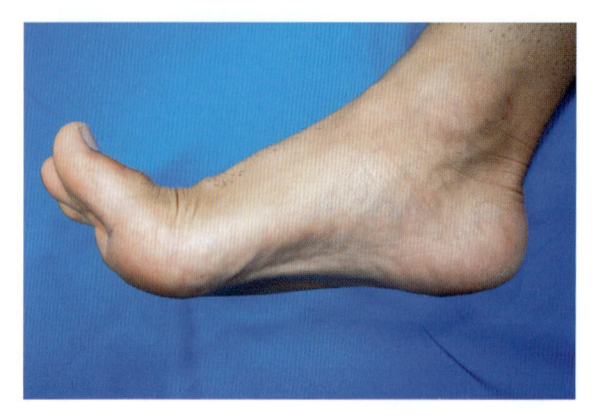

● 足部内側から足底腱膜の位置を示す．足関節中間位で足指を背屈させると，踵骨内側突起から基節骨底間に足底腱膜を容易に触知できる．

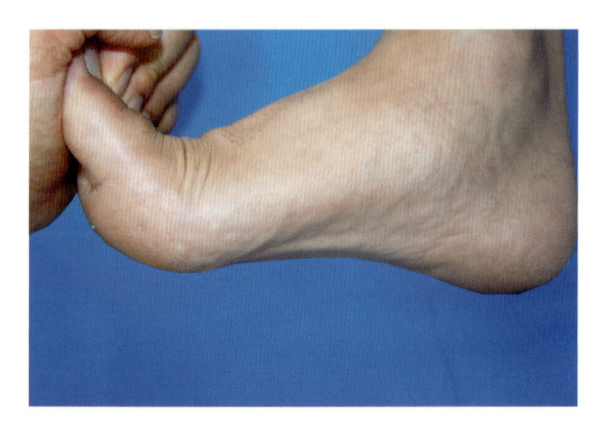

● 中足指節間関節を背屈すると，足底腱膜は伸張されるためにアーチが引き上げられ，アーチ高は増加する（ウインドラスの巻き上げ現象）．

■ 足底腱膜に関連する疾患

● 足底腱膜炎

1）スポーツに起因するものでは，長距離のランナーや剣道に多い．
2）中高年者ではスポーツとは関係なく，長時間の歩行や立ち仕事による過負荷で生じる．
3）踵骨隆起の内側突起に歩行開始時痛を認めるものが多い．
4）疼痛および圧痛部位は，①起始部，②中央部，③遠位部に分類することができ，起始部に疼痛があるタイプでは，甲が高く強固な足部であるものが多い．

参考文献

1) Craig EV：Fractures of the clavicle. In：Rockwood CA, Matsen FA, eds. The shoulder. Philadelphia, WB Saunders, 1998, pp428-482.
2) Rowe CR：An atlas of anatomy and treatment of midclavicular fracture. *Clin Orthop*, 58：29-42, 1968.
3) 信原克哉：肩　その機能と臨床．第3版，医学書院，2001，pp229-241.
4) 尾崎二郎：肩．ありす，1996，pp172-173.
5) 薄井正道：肘の筋・腱付着部障害―テニス肘―．*MB Orthop*, 18（1）：23-29, 2005.
6) 武田功，竹内義享，大村晋司：上肢骨折の保存療法．医歯薬出版，2005，pp87-98.
7) 同上，pp99-110.
8) 廣谷速人：しびれと痛み　末梢神経絞扼障害．金原出版，1997.
9) 石井清一・編：図説手の臨床．メジカルビュー社，1998，pp226-229.
10) 奥津一郎・他：手根管症候群の新しい誘発テスト―奥津テスト―．日手会誌，18（4）：379-381, 2001.
11) Stack HG：A modified splint for mallet finger. *J Bone joint surg, Br*, 11-B：263, 1986.
12) 黒沢尚，星川義光，高尾良英，坂西英夫，川野哲英・編：スポーツ外傷学Ⅳ下肢．医歯薬出版，2001，pp22-25.
13) 同上，pp6-15.

索　引

欧文

MRI 像	92
5P 徴候	5
painful arc sign	26
Q 角（Q アングル）	96, 98
SLAP 損傷	21
tear drop sign	46
TFCC	63

あ

アキレス腱	136
アキレス腱移行部	114
アキレス腱炎・周囲炎	136
アキレス腱断裂	4, 136, 137
圧痛部位	1
圧迫痛	3
アプレヘンションテスト	94
鞍関節	16, 59
異常可動性	3, 10, 39
インピンジメント症候	13, 19
ウインドラスの巻き上げ現象	138
烏口下滑液包	26
烏口肩峰アーチ	13
烏口鎖骨靭帯	15
烏口鎖骨靭帯損傷	11
烏口上腕靭帯	21
烏口突起	9, 27
烏口突起炎	28
烏口突起骨折	28
栄養孔	7
腋窩神経	34
エクステンションフード	79
エクストラ・オクターブ骨折	79
遠位橈尺関節背側脱臼	65
遠位橈尺関節包	65
円回内筋	42, 44
円板状半月	103
オーバーラッピングフィンガー	76
奥津テスト	69
オスグッド・シュラッター病	100, 101

か

ガーディ結節	112
外果	117, 122, 125, 127, 136
外顆	40
回外筋	49
外顆縁	39
外果骨折	129
外脛骨障害	131
外傷性脱臼	135
外側腋窩隙	34
外側顆下縁	112
外側関節裂隙	102
外側膝蓋支帯	94
外側上顆	39, 47, 50
外側側副靭帯	107, 112
外側側副靭帯損傷	108
介達痛	1, 3
階段状変形	15
回内足	104
外反ストレステスト	43, 109, 110
外反肘	39, 40, 41
外反変形	53
外腹斜筋	82
解剖学的整復	60
顆間窩	7
顆間隆起	6
拡張性脱臼	135
顆上骨折	39
顆上突起	44
下垂指変形	49
下垂手変形	5
下前腸骨棘	85, 86, 92
下前腸骨棘裂離骨折	84, 85
鵞足炎	104
鵞足滑液包	104
鵞足部	104
下腿三頭筋	114, 136, 137
滑膜ヒダ	98
滑膜ヒダ障害	99
果部骨折	118, 129
ガングリオン	79, 113
間欠性跛行	132
寛骨	81
寛骨臼骨折	87
関節液貯留	1
関節窩上縁	21
関節血腫	3, 101
関節唇	21
関節水腫	3
関節動揺性	6
関節内骨折	51, 56
関節包	25, 98
関節包内靭帯	121
関節遊離体	54
関節リウマチ	66, 79, 135
関節裂隙	7, 102, 103, 109
キーンベック病	69
偽関節	13, 39, 41, 58, 63, 72, 74, 87, 134
基節骨	77
機能的肢位	70
急性コンパートメント症候群	49
急性塑性変形	49
胸鎖関節	16
胸鎖関節前方脱臼	17
狭窄性腱鞘炎	56
胸鎖靭帯	17
胸鎖乳突筋	10, 11, 17
胸椎棘突起	29
——（Th2）	31
——（Th7）	33
胸壁固定	13
棘下筋	35, 36
棘上筋	20, 25, 35, 36
棘上筋腱	19, 21
棘上筋腱大断裂	20
棘突起	6, 81
距骨	123
距骨頸	121
距踵関節	123
ギヨン管症候群	74
近位指節間関節背側脱臼	78
筋緊張	1
筋ジストロフィー	30
筋スパズム	1
駆血帯テスト	69
屈曲内転変形	60
屈筋支帯	61
クランクテスト	21
クリック音	103
クリティカル・ゾーン	19
クワドリ・ラテラル・スペース	34
脛骨後果	118
脛骨粗面	93, 96, 97, 100, 101, 104, 113
脛骨内果骨折	118
脛骨内側縁	105, 109, 129
脛骨内側顆	105
脛骨疲労骨折	105, 106
頸切痕	9, 16
脛腓関節	113, 123
下駄骨折	119, 134
月状骨	68
月状骨周囲脱臼	67
月状骨脱臼	69
月状骨軟化症	69
結節間溝	7, 22, 24
肩外兪	32
肩関節烏口下脱臼	13
肩関節下方不安定性	26
肩関節後方脱臼	24
肩関節周囲炎	26, 28
肩関節前方脱臼	13, 19
肩関節脱臼骨折	4
限局性圧痛	3, 83, 85
肩甲回旋動・静脈	34
肩甲下滑液包	26
肩甲下筋腱	21, 24
肩甲下筋腱断裂	24
肩甲挙筋	32
肩甲棘	6, 12, 35
肩甲棘基部	36
肩甲骨外側縁	34

肩甲骨下角	29, 31, 33
肩甲骨下角骨折	34
肩甲骨上角	29, 31
肩甲骨上角滑液包炎	32
肩甲骨内側縁	29, 31
肩甲上神経障害	36
肩甲上神経麻痺	36
肩甲上切痕	36
肩甲上腕関節	20
肩甲切痕	7
肩甲背神経	32
肩鎖関節	12, 14
肩鎖関節上方脱臼	10, 11, 15
肩鎖関節脱臼	28
肩鎖靭帯	11, 15
腱性マレットフィンガー	77
腱板疎部	21
腱板疎部損傷	26
腱板断裂	19, 20, 25, 26
肩峰	9, 12, 18
肩峰下インピンジメント	13
肩峰下インピンジメント症候	26
肩峰下滑液包	13, 25, 26
肩峰下滑液包炎	26
肩峰下—三角筋下滑液包	20
肩峰骨折	13
後果骨折	118
行軍骨折	134
後脛骨筋	130, 131
後脛骨動脈	132
後骨間神経	49
鉤状突起骨折	48
後上腕回旋動・静脈	34
叩打痛	94
後腸骨稜骨端症	82
後頭隆起	6
広背筋	82
後方四角腔（クワドリ・ラテラル・スペース）	34
絞扼性神経障害	44
コーレス骨折	63
股関節後方脱臼	87, 88
股関節脱臼	88
後十字靭帯断裂	110
骨間距踵靭帯	123
骨間筋	46
骨髄性出血	3, 101
骨性マレットフィンガー	77
骨粗鬆症	87
骨端症	101
骨端線	84, 85
骨頭壊死	87
骨軟骨障害	43
骨盤	83
骨盤骨折	101
骨盤骨端炎	82
骨癒合遷延	134
固有症状	3

さ

載距突起	130
サギング（Sagging）徴候	110
坐骨	81
鎖骨	9, 14, 16
鎖骨外側端骨折	10, 11, 15, 28
坐骨結節	88, 91, 92
坐骨結節裂離骨折	84, 92
鎖骨骨折	10
鎖骨切痕	9
鎖骨内側端骨折	17
サルカス・サイン	26
三角筋下滑液包	26
三角骨	64
三角骨骨折	65
三角線維軟骨複合体	63, 65
三角線維軟骨複合体損傷	63
シェントン線	43
軸圧痛	3, 58
指伸筋腱	132
指伸筋腱脱臼	79
指節間関節脱臼	77
膝蓋下脂肪体	96, 98
膝蓋下脂肪体炎	98
膝蓋骨	93, 95, 96, 97, 98, 99
膝蓋骨外側脱臼	95
膝蓋骨骨折	94, 95
膝蓋骨尖	93, 96, 102
膝蓋骨尖部	97
膝蓋骨脱臼・亜脱臼	94
膝蓋骨底	93, 97
膝蓋骨内側縁	109
膝蓋靭帯	96, 97, 98, 100, 101
膝蓋靭帯炎	97
膝蓋跳動	3
膝蓋内側滑膜ヒダ	99
膝窩動脈	132
疾走型	105
脂肪滴	101
尺骨茎状突起	62
尺骨茎状突起骨折	63
尺骨神経	74
尺骨神経管	74
尺骨神経溝	45
尺骨神経麻痺	45
尺骨粗面	6
尺骨頭	62, 64
——ストレステスト	63
尺側手根屈筋	44, 45
尺側手根屈筋腱	71, 72
尺側手根伸筋	49
尺側手根伸筋腱鞘	63
尺側側副靭帯	63, 64
ジャンパー膝	97
舟状骨	57
舟状骨結節	6, 58, 70
舟状骨骨折	56, 58, 67, 70
舟状骨有頭骨症候群	67

手関節背屈テスト	69
手根管症候群	69
種子骨	93
腫脹	1
小円筋	34
上角滑液包	31
上関節上腕靭帯	21
小結節	24
上後腸骨棘	81
踵骨	123
踵骨前方突起	127
踵骨前方突起骨折	128
踵骨内側突起	138
踵骨隆起	136, 139
小指伸筋	49
掌蹠膿疱症	17
上前腸骨棘	81, 83, 84, 85, 88, 92, 98
上前腸骨棘裂離骨折	83, 84
掌側橈尺靭帯	63
踵腓靭帯損傷	122
ショウファー骨折	56
上腕骨	34
上腕骨外顆骨折	39, 40, 43
上腕骨外側上顆	37, 52
上腕骨外側上顆炎	38
上腕骨顆上骨折	43, 49
——（伸展型）	48
上腕骨近位端部骨折	28
上腕骨小結節骨折	24
上腕骨小頭	54
上腕骨小頭骨折	53
上腕骨大結節骨折	19
上腕骨頭	21
上腕骨内側上顆	6, 42
上腕骨内側上顆骨折	3, 43
上腕二頭筋腱	51
上腕三頭筋腱膜	51
上腕三頭筋長頭腱	34
上腕動脈	44
上腕二頭筋	23
上腕二頭筋長頭腱	21
——の脱臼	24
上腕二頭筋長頭腱炎	23
上腕二頭筋長頭腱滑動機構	23
上腕二頭筋長頭腱鞘	26
上腕二頭筋長頭腱断裂	4, 23
ジョーンズ骨折	120, 134
触診	1
深指屈筋（示指，中指）	46
シンスプリント	105
シンディング・ラルセン・ジョハンソン病	97
スカルパ三角	86, 88
鋤型変形	58
スコップ様変形	58
ストルザー靭帯	44
スナッフボックス	56, 57, 61
スピードテスト	23
スラスト現象	103

正中神経 …… 44, 46, 69	第三骨片 …… 10	肘頭 …… 37, 42, 45, 47, 50
——圧迫テスト …… 69	大腿筋膜張筋 …… 82, 83, 84, 85	肘頭骨折 …… 51
整復音 …… 53	大腿骨外側顆 …… 107	肘頭骨膜 …… 51
石灰沈着性腱板炎 …… 19, 20	大腿骨外側上顆 …… 112	肘内障 …… 53
前鋸筋 …… 34	大腿骨頸部骨折 …… 87	肘部管 …… 7, 45
前鋸筋麻痺 …… 30	大腿骨頸部内側骨折 …… 87	肘部管症候群 …… 45
前距腓靭帯 …… 121, 122, 123	大腿骨骨折 …… 101	長胸神経 …… 30
前距腓靭帯損傷 …… 128	大腿骨頭 …… 86, 88	長胸神経麻痺 …… 30
前脛骨動脈 …… 132	大腿骨内顆 …… 111	腸脛靭帯 …… 90, 112
前脛腓靭帯 …… 122	大腿骨内側顆 …… 54, 109	腸脛靭帯炎 …… 112
前骨間神経 …… 46	大腿三角 …… 88	腸骨稜 …… 6, 81, 83
前骨間神経麻痺 …… 46	大腿四頭筋 …… 93, 94, 95, 100	腸骨稜骨端症 …… 82
前十字靭帯損傷 …… 103, 110, 111	大腿四頭筋腱 …… 97	腸恥隆起 …… 90
前十字靭帯断裂 …… 3	大腿直筋 …… 84, 85, 96, 98	長橈側手根伸筋 …… 39
舟状骨結節 …… 130, 133	大腿動脈 …… 88	長内転筋 …… 84, 88
前腸骨稜骨端症 …… 82	大腿二頭筋 …… 112	長腓骨筋腱 …… 125
前腕骨間膜 …… 65	大腿二頭筋腱 …… 113	長母指外転筋 …… 57, 60, 73
前腕両骨骨幹部骨折 …… 4	大殿筋 …… 82	長母指外転筋腱 …… 56
総指伸筋 …… 49	大転子 …… 87, 88, 89, 90	長母指屈筋 …… 46
総腓骨神経 …… 113	大転子高位 …… 87	長母指伸筋腱 …… 57, 66, 132
総腓骨神経麻痺 …… 113	大菱形骨 …… 61	長母指伸筋腱断裂 …… 66
足関節外側靭帯損傷 …… 122	大菱形骨骨折 …… 61	跳躍型 …… 105
足関節捻挫 …… 124, 127	大菱形中手関節 …… 59	跳躍型疲労骨折 …… 106
足根中足関節 …… 119, 133	タナ障害 …… 99	腸腰筋 …… 88
足根洞 …… 7, 123, 124, 127	多発骨折 …… 101	腸腰筋腱 …… 90
足根洞症候群 …… 124	単純性胸鎖関節炎 …… 17	槌指 …… 77
足底筋 …… 136	短橈側手根伸筋 …… 38, 39	転子果長 …… 89
足底筋（腱）膜 …… 138	短内転筋 …… 84	橈骨遠位端骨折 …… 63, 65, 66
足底腱膜炎 …… 139	弾発股 …… 90	橈骨茎状突起 …… 6, 55
足背動脈 …… 5, 132	弾発性固定 …… 4	橈骨茎状突起骨折 …… 56
側副靭帯損傷 …… 103	短腓骨筋 …… 119, 120	橈骨三角靭帯 …… 64, 65
鼠径靭帯 …… 86, 88	短腓骨筋腱 …… 125	橈骨神経 …… 49
鼠径部 …… 86	短母指伸筋 …… 49	橈骨神経麻痺 …… 5
阻血症状 …… 5, 49	短母指伸筋腱 …… 56, 57	橈骨神経領域 …… 5
阻血性壊死 …… 87	チェアーテスト …… 38	橈骨粗面 …… 6
阻血性骨壊死 …… 58, 69, 134	恥骨 …… 81	橈骨頭 …… 52
阻血性循環障害 …… 49	恥骨筋 …… 88	橈骨頭骨折 …… 53
ソルター・ハリス分類 …… 78	恥骨裂離骨折 …… 84	橈骨動脈 …… 5
	チネル徴候 …… 45	豆状骨 …… 71, 73
た	遅発性尺骨神経麻痺 …… 39, 40, 41	豆状骨骨折 …… 72
第1手根中手関節 … 59, 60, 61, 73, 76	肘関節後方脱臼 …… 43, 48	豆状三角骨関節 …… 71
第1手根中手関節症 …… 60	肘関節脱臼 …… 53	豆状三角骨間関節症 …… 65, 72
第1背側骨間筋 …… 46	中指伸展テスト …… 38	橈側側副靭帯 …… 56
第1肋骨 …… 9	中手骨 …… 75	疼痛緩和肢位 …… 11, 28
第2ケーラー病 …… 134	中手骨頸部骨折 …… 76	疼痛性反射性筋緊張 …… 2
第3中手骨底 …… 67, 68	中手骨底 …… 59	動揺性肩関節症 …… 25
第5中手骨底 …… 64	中手指節関節 …… 76, 79	ド・ケルバン病 …… 56
第5中足骨 …… 119	中心性脱臼 …… 87	トムゼンテスト …… 38
第5中足骨基底部 …… 122	肘伸展機構 …… 51	トリックモーション …… 20
第5中足骨基部 …… 125	中節骨 …… 77	ドロップアームサイン …… 19
第5中足骨骨幹端部骨折 …… 134	中足骨 …… 133	トンプソンテスト …… 136, 137
第5中足骨骨幹部骨折 …… 134	中足骨骨折 …… 119, 134	
第5中足骨粗面 …… 127	中足骨粗面 …… 119, 120, 125	**な**
第5中足骨粗面裂離骨折 … 119, 120	中足骨底 …… 133	内果 …… 117, 129, 136
体位 …… 1	中足骨頭 …… 133, 134	内顆縁 …… 44
大円筋 …… 34	中足骨内側 …… 133	内側腋窩隙 …… 34
大胸筋 …… 34	中足骨疲労骨折 …… 134, 135	内側滑膜ヒダ …… 99
大結節 …… 18, 20, 22	中足指節関節 …… 134, 138	内側関節裂隙 …… 102, 103
退行変性 …… 23, 38	中殿筋 …… 82	内側膝蓋支帯 …… 94

内側上顆 …… 38, 44, 45, 47, 50	腓腹筋肉ばなれ …… 114, 115	メニスクス類似体 …… 63
内側靭帯（三角靭帯）…… 122	ヒューター三角 …… 47	モーレンハイム窩 …… 13
内側スラスト現象 …… 108	ヒューター線 …… 47	問診 …… 1
内側側副靭帯 …… 64, 104, 107, 109	病的脱臼 …… 135	
内側側副靭帯損傷 …… 43, 110, 111	ヒラメ筋 …… 114	**や**
内側半月板 …… 103	ヒル・サックス損傷 …… 19	ヤーガソンテスト …… 23
内側半月板損傷 …… 110, 111	疲労骨折 …… 87, 94, 134	野球肘 …… 43
内反肘 …… 48	ファーレンテスト …… 69	ヤコビー線 …… 81
内腹斜筋 …… 82	ファベラ …… 113	有鉤骨 …… 73
ナックルパート …… 76	フィンケルスタインテスト …… 56	有鉤骨鉤 …… 73
涙のしずく徴候 …… 46	フォーク状変形 …… 58	有鉤骨鉤骨折 …… 74
ニアーのテスト法 …… 13	フォルクマン拘縮 …… 49	有痛弧サイン …… 26
二次骨化核 …… 100	副骨 …… 131	有痛性外脛骨 …… 131
二分靭帯 …… 122, 127	副神経 …… 32	有痛性分裂膝蓋骨 …… 94
二分靭帯損傷 …… 128	不幸の三主徴 …… 110	有頭骨 …… 67, 68
熱感 …… 1	付着部炎 …… 43	有頭骨骨折 …… 67
	フライバーグ病 …… 134	腰椎棘突起 …… 81
は	フローゼ腱弓 …… 38	腰部脊柱管狭窄症 …… 132
背側橈尺靭帯 …… 63	分裂膝蓋骨 …… 94, 95	翼状肩甲 …… 30
破壊性脱臼 …… 135	閉塞性動脈硬化症 …… 132	
薄筋 …… 104	ベネット骨折 …… 60, 73, 76	**ら**
ハムストリングス …… 84	変形 …… 3	ランナー膝 …… 112
半月板損傷 …… 103	変形性関節症 …… 60, 72	リスター結節 …… 66, 67, 68
半腱様筋 …… 104	変形性膝関節症 …… 103	離断性骨軟骨炎 …… 54
反跳現象 …… 15	変形治癒 …… 10, 15	リトルリーガー肘 …… 43
反復性脱臼 …… 126	方形回内筋 …… 65	リバース・ヒル・サックス損傷 …… 24
ピアノキーサイン …… 15	縫工筋 …… 83, 84, 88, 104	リバース・ベネット骨折 …… 73, 74
皮下出血斑 …… 4, 10	ホーキンスのテスト法 …… 13	リフトオフテスト …… 24
皮下肘頭滑液包 …… 51	ボクサー骨折 …… 76	リモデリング …… 49
腓骨外果 …… 118	母指内転筋 …… 60, 73	輪状靭帯 …… 53
腓骨外側縁 …… 117	保存療法 …… 13	軋音 …… 3, 10, 19, 39, 83, 85, 112
腓骨筋腱炎 …… 125		裂離骨折 …… 19, 51, 83, 84
腓骨筋腱脱臼 …… 125, 126	**ま**	ローザー・ネラトン線 …… 87, 88
腓骨筋支帯 …… 126	マックマレーテスト …… 103	ローテーターインターバル …… 21
腓骨小頭 …… 107, 113	末節骨 …… 77	ロッキング …… 54
腓骨神経 …… 113	麻痺性脱臼 …… 135	肋骨骨折 …… 3
腓骨頭 …… 113	マルゲーヌ骨折痛 …… 3	
膝くずれ現象 …… 108	マレットフィンガー …… 77	**わ**
膝伸展機構 …… 97, 101	無菌性膿疱 …… 17	鷲手変形 …… 45, 46
腓腹筋 …… 114	無痛性分裂膝蓋骨 …… 94	腕橈関節 …… 52
腓腹筋内側 …… 114	無腐性骨壊死 …… 58, 69, 134	腕橈骨筋 …… 39, 55

【著者略歴】

竹内 義享（柔道整復師，鍼灸師，理学療法士，医学博士）

1997 年	医学博士（現：福井大学医学部）
2000 年	帝京大学短期大学助教授
2002 年	帝京大学短期大学教授
2003 年	明治鍼灸大学リハビリテーション科助教授
2004 年	明治鍼灸大学医療技術短期大学部柔道整復学科教授
2005 年	明治鍼灸大学保健医療学部教授
2008 年 〜	
2013 年	明治国際医療大学保健医療学部教授

大橋 淳（柔道整復師，修士：教育学）

1992 年	東北柔道専門学校（現：仙台接骨医療専門学校）卒
2004 年	仏眼医療学院専任教員
2010 年	京都仏眼医療専門学校学科長
2011 年	佛教大学大学院教育学研究科生涯教育専攻修士課程修了
2012 年	宝塚医療大学保健医療学部講師
2014 年	宝塚医療大学保健医療学部准教授

上村 英記（柔道整復師，修士：人間科学）

1999 年	米田柔整専門学校卒
2005 年	仏眼医療学院専任教員
2009 年	明治国際医療大学保健医療学部助教
2013 年	東亜大学大学院総合学術研究科人間科学専攻修士課程修了
	宝塚医療大学保健医療学部講師
	大阪大学大学院歯学研究科高次脳口腔機能学講座受託研究員

カラー写真で学ぶ　四肢関節の触診法　　ISBN978-4-263-24212-4

2007 年 3 月 20 日　第 1 版第 1 刷発行
2015 年 1 月 10 日　第 1 版第 7 刷発行

著者　竹内義享
　　　大橋　淳
　　　上村英記
発行者　大畑秀穂
発行所　医歯薬出版株式会社

〒113-8612　東京都文京区本駒込 1-7-10
TEL.(03) 5395-7641（編集）・7616（販売）
FAX.(03) 5395-7624（編集）・8563（販売）
http://www.ishiyaku.co.jp/
郵便振替番号 00190-5-13816

乱丁，落丁の際はお取り替えいたします　　印刷・三報社印刷／製本・榎本製本
© Ishiyaku Publishers, Inc., 2007. Printed in Japan

本書の複製権・翻訳権・翻案権・上映権・譲渡権・貸与権・公衆送信権（送信可能化権を含む）・口述権は，医歯薬出版（株）が保有します．
本書を無断で複製する行為（コピー，スキャン，デジタルデータ化など）は，「私的使用のための複製」などの著作権法上の限られた例外を除き禁じられています．また私的使用に該当する場合であっても，請負業者等の第三者に依頼し上記の行為を行うことは違法となります．

JCOPY ＜（社）出版者著作権管理機構　委託出版物＞
本書を複写される場合は，そのつど事前に（社）出版者著作権管理機構（電話 03-3513-6969, FAX 03-3513-6979, e-mail:info@jcopy.or.jp）の許諾を得てください．

医歯薬出版の好評図書

カラー写真で学ぶ
骨・関節の機能解剖

- ◆竹内義享（元明治国際医療大学教授）　田口大輔（帝京大学講師）著
- ◆A4判　170頁　定価（本体4,000円＋税）

- ●多数の鮮明なカラー写真やCG画像を用いて，関節を構成する骨の形態，運動の方向，筋の形状など，骨・関節の機能解剖をわかりやすく示した入門書．
- ●整形外科医，柔道整復師，理学療法士，作業療法士などの臨床の手助けとなるとともに，将来の医療職を目指す関係領域の学生にはテキストとして好適．

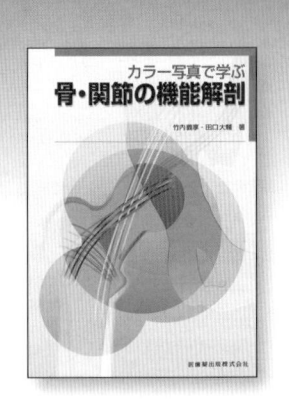

ISBN978-4-263-24255-1

■本書の主要目次
Ⅰ 総論　Ⅱ 肩関節　Ⅲ 肘関節　Ⅳ 手関節　Ⅴ 股関節　Ⅵ 膝関節　Ⅶ 足関節

カラー写真で学ぶ
運動器疾患のみかたと保存的治療

- ◆竹内義享（元明治国際医療大学教授）　田口大輔（帝京大学講師）著
- ◆A4判　184頁　定価（本体3,800円＋税）

- ●日常臨床でよく目にする頭部・体幹，上肢，下肢の主要疾患について，鮮明なカラー写真に基づいて説明した保存療法のための入門書．基礎編では診察・検査など評価から，筋・骨の障害と治癒過程，固定法・リハビリの基本を，臨床編で問診・視診・触診，鑑別診断，整復法などの臨床必須事項を解説．

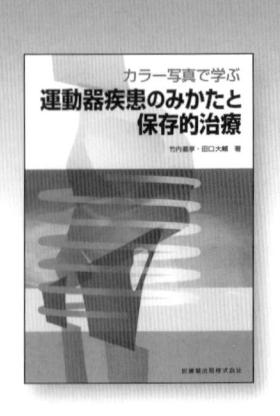

ISBN978-4-263-24239-1

■本書の主要目次
■基礎編　評価の基礎知識　骨・関節・筋・靱帯の基礎とその損傷　固定の目的と固定材料　リハビリテーション
■臨床編　上肢　頭部・体幹　下肢

写真で学ぶ
四肢関節のキャスト法

- ◆竹内義享（元明治国際医療大学教授）　澤田　規（森ノ宮医療大学教授）著
- ◆A4判　128頁　定価（本体2,800円＋税）

- ●整形外科医師，柔道整復師のために，運動器の動きを抑制するための固定法について，古典的・伝承的手法の利点と，新しく開発された材料の特性を織り込んだ新たな固定法について，臨床上特に用途の大きい項目を選択し，とりわけ四肢の固定法を中心にして，わかりやすい写真を提示しながら解説．

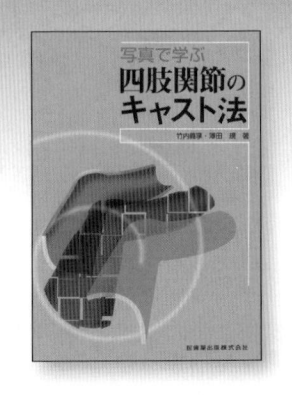

ISBN978-4-263-24198-1

■本書の主要目次
第一部 キャスト固定の基本　第二部 キャスト法の実際　第三部 ソフトキャストの応用例

医歯薬出版株式会社　〒113-8612 東京都文京区本駒込1-7-10　TEL03-5395-7610　FAX03-5395-7611　http://www.ishiyaku.co.jp/